U0142681

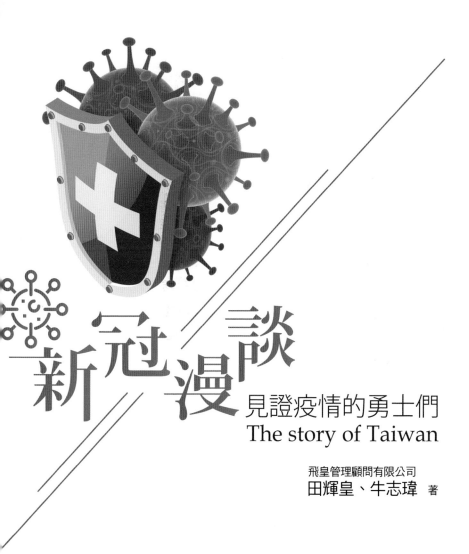

新冠漫談

見證疫情的勇士們
The story of Taiwan

飛皇管理顧問有限公司
田輝皇、牛志瑋 著

五南圖書出版公司 印行

用熱情書寫文字，以故事銘記歷史

　　2017 年，在台東機場首次遇到輝皇，並就青年創業的議題與他交流，當時就覺得他是個拚勁十足、充滿抱負的年輕人。時隔三年，由於疫情爆發，我也投入防疫，協助包含實名制、防疫數據透明化及口罩地圖等政策推動，與此同時，輝皇也組成一群年輕熱血的團隊，立志透過文字書寫、書籍出版的方式，記錄這次疫情。

　　這本《新冠漫談：見證疫情的勇士們》，訪談皆取材自防疫各領域重要人物，閱讀此書可以讓我們更瞭解防疫過程中，社會付出的種種努力。這不僅為當下做紀錄，也為未來做準備。

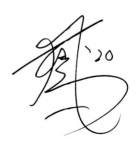

行政院政務委員

自碩士畢業以來，我便一直想進行大量的訪談，因為訪盡天下人，方能知曉天下事，人與人的互動，社會之中的奧秘都能由訪談知悉。

如今，本書終於大功告成。

我想說，新冠疫情是一個大災難，卻也是一個讓台灣人看見自己韌性的 check point，我想利用這十位代表，讓讀者們知道這點。希望您在閱覽本書時，除了知識與歷史，也能從書本中感受到正面的信念及力量。

田輝皇

飛皇管理顧問公司執行長

邁入西元 2020 年前，誰也沒想到一場全球性事件，會讓各國邊境封鎖、經濟貿易停滯，甚至使得籌備已久的東京奧運延期——新冠肺炎（COV-19）的出現，打亂了所有人的步調。

此時，台灣卻憑藉著「防疫國家隊」的犧牲奉獻，讓我們得以保持安穩的生活，同時激起筆者內心的悸動：「我能做些什麼？」，此一想法也成為本書誕生之契機。希望透過探求每位防疫勇士的心路歷程，用文字記錄屬於他們，也乘載全台灣想望的故事。

牛志瑋

飛皇管理顧問公司特約作家

防疫事件簿

日期	大事記

「積極備戰」期

2019 年 12 月 31 日 — 不明疫情相關資訊流出，疾病管制署向中國大陸疾控中心及世界衛生組織（WHO）IHR 窗口確認疫情訊息

2020 年 1 月 7 日 — 疾管署將武漢列為國際旅遊疫情建議等級第一級

2020 年 1 月 15 日 — 「嚴重特殊傳染性肺炎」列為第五類法定傳染病

2020 年 1 月 20 日 — 成立「嚴重特殊傳染性肺炎中央流行疫情指揮中心」；發現首例中國大陸武漢移入之嚴重特殊傳染性肺炎個案

2020 年 1 月 23 日 — 指揮中心疫情等級提升至第二級；武漢市旅遊疫情提升至第三級警告

2020 年 1 月 31 日 — 世界衛生組織（WHO）將新冠病毒疫情升為「國際公共衛生緊急事件」；發生新型冠狀病毒群聚感染之鑽石公主號靠泊基隆港

「防疫視同作戰」期

2020 年 2 月 1 日 — 指揮中心徵用口罩（含兒童用），撥用戰備口罩因應緊急防疫需求 [1]

2020 年 2 月 2 日 — 口罩地圖誕生 [2]

2020 年 2 月 3 日 — 湖北包機返台，台商檢疫隔離 14 天

2020 年 2 月 6 日 — 國內首例確診患者痊癒將出院；全中國大陸（含港澳）列二級以上流行地區，各省市陸人暫緩入境；口罩實名制啟動

2020 年 2 月 15 日 — 台灣境內首起死亡案例（中部 60 餘歲男性因肺炎合併敗血症死亡）

2020 年 2 月 22 日 — 鑽石公主號 19 名台人返台隔離

1　詳見本書〈不織布，不只布〉
2　詳見本書〈電腦也能畫地圖？口罩地圖的前世今生〉

日期	大事記
2020 年 2 月 27 日	指揮中心疫情等級提升至第一級
2020 年 3 月 5 日	指揮中心公布「公眾集會因應指引」
2020 年 3 月 12 日	口罩實名制 2.0 啓動
2020 年 3 月 19 日	國內確診人數破百
2020 年 3 月 24 日	全面禁止旅客登機來台轉機
2020 年 3 月 25 日	指揮中心建議停辦室內 100 人以上、室外 500 人以上集會活動
2020 年 4 月 1 日	指揮中心公布「社交距離注意事項」
2020 年 4 月 19 日	敦睦艦隊多人確診
2020 年 4 月 22 日	口罩實名制 3.0 啓動，提供超商預購功能

「防疫新生活」期

日期	大事記
2020 年 5 月 8 日	中華職棒開放 1,000 名觀眾進場，為全球首先開放觀眾入場之職棒比賽
2020 年 5 月 10 日	超過 28 日（兩個 14 天觀察期）零確診
2020 年 5 月 16 日	口罩產能突破每日 2000 萬[3]
2020 年 5 月 26 日	敦睦艦隊群聚調查結果出爐，疫情僅止於磐石艦
2020 年 6 月 1 日	口罩禁令解除
2020 年 6 月 7 日	指揮中心歷經連續 140 天，164 場記者會，因應疫情趨緩，改為每周一次，同時各公共場所有條件解除活動限制
2020 年 6 月 25 日	桃園機場開放轉機，全程分流監護
2020 年 7 月 8 日	放寬居家隔離 / 檢疫者外出奔喪或探視規定

資料來源：疾病管制署、經濟部工業局、衛生福利部〈COVID-19 防疫關鍵決策時間軸〉

3　詳見本書〈紡疫口罩國家隊，織出台灣 No.1〉

• 目錄 •

Chapter 1

新冠防疫最前線

Chapter 2

防疫戰情隊集合

Chapter 3

醫療未來進行式

Chapter 1

新冠

防疫最前線

莊人祥
. . . .
黃炳文
. . . .
馬惠明
. . . .
蔡維謀
. . . .

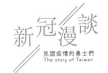
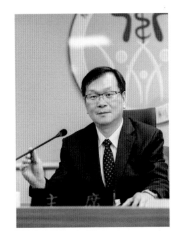

決／勝千里之外

一場不能輸的 戰疫

莊人祥　防疫前線發言人

　　歷經層層手續及關卡，筆者一行終於進入疾病管制署會客廳，這次的訪談對象，向來只在螢光幕上見過，讓我們不免有些緊張。隨後出現在我們眼前的，是位對鏡頭毫不陌生，且談吐對答如流，並總是帶著招牌靦腆微笑，溫文儒雅的男子。沒有列隊站崗的隨扈，亦無達官顯要的架式。他是專心致志的學者；是政府部門的管理階層；是疫情監測應變官；同時，也是中央流行疫情指揮中心發言人——莊人祥。

超前部屬，阻敵國外與精準防疫

　　2019 年十二月，當大多數台灣民眾沉浸在聖誕節慶與跨年氛圍時，莊人祥與其工作團隊，已初步掌握一種在中國境內快速流行，不明原因但可能引發人們呼吸系統感染，

甚至危及生命安全的「嚴重特殊傳染性肺炎」情資，並成立應變小組向上呈報。

　　然而，變化總是來得突然，至 2020 年一月底，先是在武漢地區已發生大規模社區感染的狀況下，成立由疾管署署長帶領的第三級中央流行疫情指揮中心；再者又因武漢封城，且台灣出現境外移入之案例，提高至由衛福部長擔任總指揮官的第二級。也在此一時刻，我們迎來了天天看到指揮官「阿中」陳時中部長，率領一眾專業人員出現在電視螢幕上的日子，其中，善於調查研究與數據分析的莊人祥，自然也成了固定班底之一。

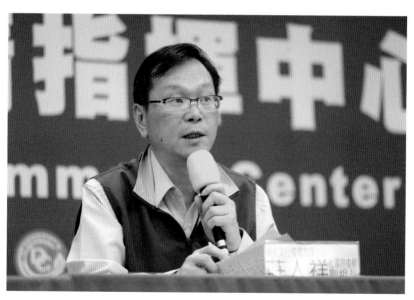

▲ 疾病管制署副署長；中央流行疫情指揮中心發言人莊人祥（來源／疾病管制署）

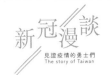

　　「別看疫情來得很突然，其實我們十二月就有先做一些準備，出入境限制也很早（一月底）就實行了，這也是我們得以控制疫情的原因之一，再來就是精準防疫了。」莊人祥道。

　　過去談到醫學界「醫療」與「公共衛生」議題，前者往往因直觀且效用明顯，較受到普羅大眾重視，但本次新冠疫情所伴隨之高度未知性，也讓「勤洗手、戴口罩」、「追蹤隔離」等各項公衛相關宣導、舉措為人們所見。莊人祥認為本次的思維「逆轉」，也進一步能讓大家重新檢視這類高傳染性疾病的防疫概念。

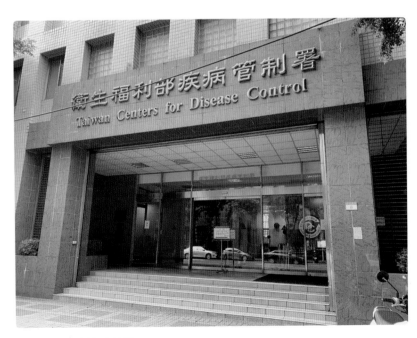

▲ 疾管署外觀

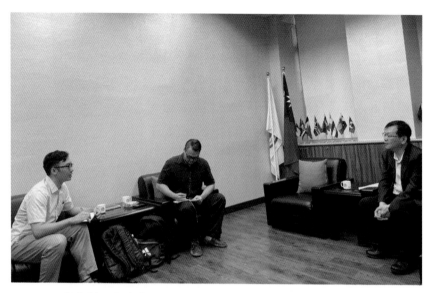

▲ 莊人祥分享防疫理念

　　話鋒轉至精準防疫，專長為傳染病監測的莊人祥便細緻地解釋道，一般傳統防疫意指「封鎖」、「隔離」等概念，如納入精準防疫之作法，便是要進一步用研究調查的精神，透過疫調人員協助，對每位個案施行溯源且持續追蹤，而台灣深耕地方的民政系統，像是村里長、幹事等職位，也都在本次疫調中起了相當作用。

　　然而，他強調精準防疫雖有良好成效，但始終奠基於大量人力資源及培訓時間，也慶幸台灣在「阻敵於國外」這點的努力，讓境內案例數維持低成長，才有足夠的防疫能量持續守護國民健康。

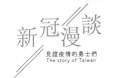
抗煞經驗，打不倒的台灣

除了阻敵國外與精準防疫外，十七年前抗煞（SARS，嚴重急性呼吸道症候群）經驗也是本次防疫成功的關鍵。那時莊人祥仍在校園擔任講師，他回憶道：

「台灣在那之後做了很多檢討，像是指揮中心什麼時候可以成立……有很多國家面臨這樣的危機，可能沒有一定方法處理，台灣就有跡可循；而且當時 SARS 很多民眾都跑到台大醫院，這次就學會分配病患了。」

因著 SARS、MERS[1]、H1N1[2] 的過往脈絡，在觀念促進台灣國民防疫意識的提升；物質基礎上，對於防疫物資、隔離病房的配置也有所要求，以及政策立法上的變遷，包含傳染病防治法修法、分區應變中心的設立等，以上都成為了台灣防疫 No.1 的必要存在。

細緻分工，數據會說話

中央流行疫情指揮中心在 2 月 27 日時，因應國內疫情擴散且出現零星社區感染，升為第一級開設狀態，同時也擔負起統合各項物資、設備及人力之重任。此時，莊人祥的數據長才便展露無遺：

---

1 中東呼吸症候群冠狀病毒之英文簡稱。
2 A 型流感病毒 H1N1 亞型之英文簡稱。

　　「從資料上可以看到，口罩 1.0[3] 使用的人，大多是年齡較長的，可能是他們比較有時間前去排隊；後來的 2.0 就結合〈健保快易通〉這個 app，讓一些『宅』的人更方便使用；最後 3.0 在超商就可以操作，則是面向全民，這些需求都是經過大數據判斷才執行的策略。」

　　有了數據資料輔佐，配合指揮中心第一級開設，在部會間水平連結緊密的狀況下，諸如口罩產能（經濟部）、全球疫情（衛福部），以及藥房存貨概況（行政院、衛福部）等資訊。各單位訊息窗口都能及時建立，使得中心資源調度與政策施行如魚得水。

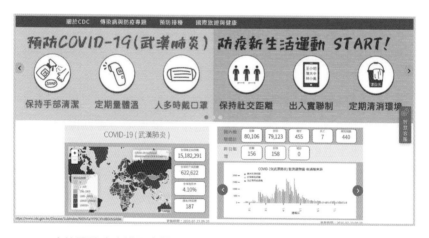

▲ 疾管署防疫宣導暨疫情追蹤概況（來源／疾管署網頁）

3　口罩 1.0、2.0、3.0 為 2020 年初台灣實行口罩實名制之各個階段，詳可見本書〈防疫事件簿〉篇章。

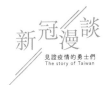
140 個日子，2300 萬人的期待

現今網路媒體發達的世代，線上直播記者會亦成了大眾討論疫情之公共領域，而連續 140 天，超過 164 場[4] 的直播，讓指揮中心成員被稱作防疫「鐵人」團。因為他們如此貼近常民生活，除了指揮官陳時中被稱為「阿中」部長外，時常一同現身的專家諮詢小組召集人張上淳則是「淳淳」；而疾管署的兩位大家長，署長周志浩「浩浩」及副署長莊人祥「祥祥」，更是被封為指揮中心的「浩角祥起」。

雖有著如此親民可愛之綽號，身為中央流行疫情指揮中心發言人，莊人祥仍舊秉持著「有多少證據，說多少話」的一貫風格，不譁眾取寵；也不隱惡揚善。除了保持謙虛外，對於媒體五花八門的問題，他也非常感念陳時中指揮官的辛勞，並說道：

「其實（指揮中心記者會上）每個人都各司其職，我的角色就是負責調研、數據公布，就是有多少東西就講多少，把手上的資訊明白地告訴大眾即可⋯⋯指揮官（陳時中）比較辛苦，要對應很多問題，但他仍然能夠很清楚，而且用很溫暖的方式告訴大家，讓民眾安心。」

4　自開設起，中央疫情指揮中心連續舉行 140 天 164 場記者會，至 2020 年 6 月 7 日後轉為每周三或因應突發疫情召開。

　　幸運的台灣，有著這樣一群防疫勇士，在半年內付出自身所有，只為守護台灣人民的健康，同時也建立起「Taiwan No.1」的國際形象，相信世界不會遺忘台灣，也讓我們共同努力，打造更安全、美好的未來。

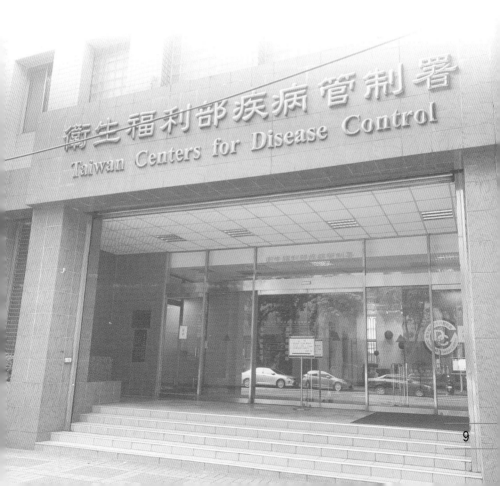

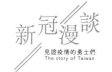

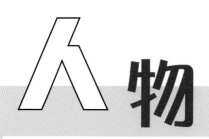

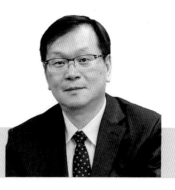

人物

小百科

莊人祥

現任

* 疾病管制署副署長
* 陽明大學生物醫學資訊研究所兼任副教授

學歷

* 美國哥倫比亞大學醫學資訊學博士
* 陽明大學公共衛生學碩士
* 陽明醫學院醫學士

經歷

- 陽明大學衛生資訊與決策研究所副教授
- 陽明大學醫學系社會醫學科講師、助教

專長

- 醫學資訊、傳染病流行病學、傳染病監測

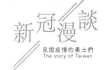

防疫小知識

新冠、舊冠，傻傻分不清楚

冠狀病毒（coronavirus）係由於其外表有很多突起，貌似皇冠而得名，最早在 1960 年代便被發現。人類冠狀病毒會引起呼吸道疾病，輕至普通感冒，嚴重者可能引發嚴重急性呼吸道症候群（severe acute respiratory syndrome, SARS）。（改自衛生福利部疾病管制署，2017）

曾在國際流行，較為著名且對人類生命安全造成重大影響的有的冠狀病毒有：

1. 2003 嚴重急性呼吸系統綜合症冠狀病毒（SARS）

2. 2012 中東呼吸綜合症冠狀病毒（MERS）

3. 2019 嚴重急性呼吸系統綜合症冠狀病毒 2 型（SARS-CoV-2）（2019-nCoV）

最早於 2019 底中國武漢市發現的流行病毒，由於其有著冠狀病毒特徵，卻又不同於過往所發現過之人類冠狀病毒，故被稱作「新型冠狀病毒」。

資料來源：

衛生福利部疾病管制署〈什麼是冠狀病毒？〉

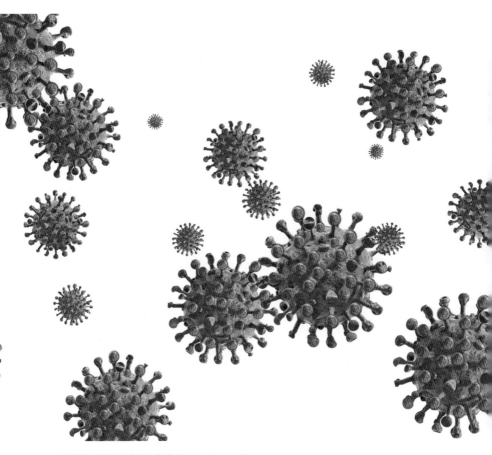

▲ 冠狀病毒示意圖（來源／pixabay）

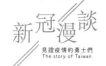

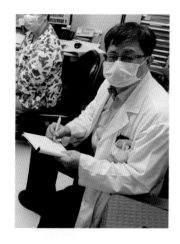

疫／馬當先

最前線

炳持冷靜面疫情

黃炳文　醫師

急診，避無可避的防疫前線

　　熙來攘往的醫院走道內，一位白袍醫師風塵僕僕地走入會議室，身體看似有些疲累，神情卻十分從容。他，是秀傳醫院急診醫學部內外科部主任——黃炳文，此趟來和我們聊聊急診醫師在這波新冠肺炎疫情下，受到何種衝擊與扮演什麼角色。

　　「急診就是會遇到各式五花八門的病人啦，可能因為車禍進來；也可能因為跌倒進來，以前是還好，就趕快救……但現在就會去想，病人為什麼會發生車禍或是跌倒，他是不是因為發燒頭昏導致意外？如果是發燒，那會不會跟疫情有關？心裡多少會有點在意。」黃炳文語重心長地說道。

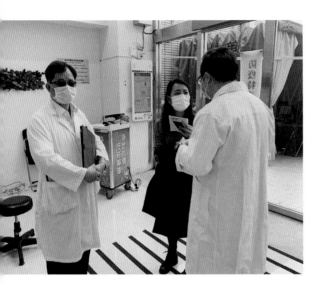

▲ 身為醫院高層的黃炳文，總是在開會

而談到急診與其他醫療科別的差異，黃炳文強調重點在於面對病人被送進急診室時，當下狀態的「緊急性」，再加上面對疫情爆發當下，即使最專業的醫療體系亦無從確認的病症所產生之「未知性」，兩相共構，形成了急診體系面臨的沉重考驗。作為一線急診醫師，壓力如排山倒海般湧入：

1. 源於自身的壓力

　　面對新冠病毒的未知性，我這些防護措施真的夠嗎？會不會讓我自己曝露在危險之中？

2. 源於同僚的壓力

　　我的判斷如果失準，會不會影響到下一層，甚至更下層防線同僚的健康？

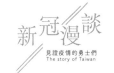
3. 源於家人的壓力

　　在無法確定所有人都是健康的狀況下，帶著有風險的身體回去面對家人究竟是好是壞？我該回家看看孩子嗎？還是住在醫院比較好？

　　種種不確定因素及疑惑，都直接或間接地使第一線急診醫師承受莫大考驗，黃炳文同時說道，就他親眼所見，有急診醫護同僚因這波疫情，身心處於隨時瀕臨崩潰的狀況，令他非常心疼。但也多虧前線那默默的一群人，最終，台灣迎來整體防疫意識的提升，無論在公共衛生、個人醫療觀念等領域，展現了莫大韌性，使疫情也漸漸好轉。

　　「也是因為狀況有改善，現在才能坐在這裡跟你們聊啦！」黃炳文苦笑道。

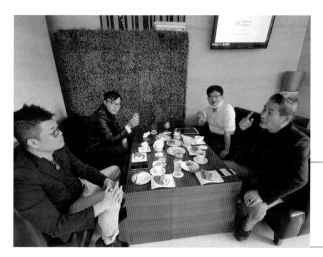

▲ 受訪的黃炳文，不遺餘力的說著自己的見聞

白色巨塔內的哀愁

　　作為醫院這座白色巨塔內的「三明治」角色，醫界管理階層無論是對內或對外，都陷入外人所不知的困境。除新冠病毒本身之危險性，身兼第一線急診醫師及管理層的黃炳文談到了疫情爆發後，從醫院乃至於整個醫療體系所面臨的內憂外患。

　　除了上段所提及，醫師面對到的各種未知焦慮與壓力外，也包含護理人員常常要因病患照護而延長工時、防護裝備長期壓迫下所形成的職業傷害，以及病人對於院內標準作業流程改變不適應形成的緊張關係。

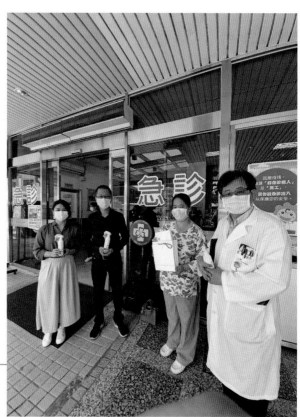

▲ 黃炳文於院前推廣醫材知識

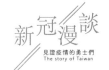
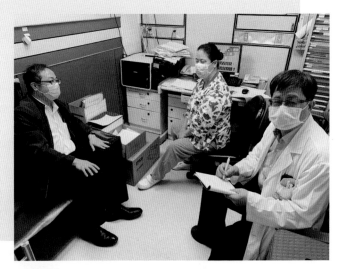

▲ 看診中的黃炳文

　　「以前都是這樣看病的，當你突然跟他們講這樣不行，
SOP（標準作業流程）已經變了，有些病人會沒法接受……
當你的病人對你，或是對整個醫療體系都不信任，醫病關
係就變得很緊張。」黃炳文嚴肅地說。

　　一旦病患或是病患家屬對醫院產生了過多疑惑，各種
違規事項便層出不窮，像是未遵守防疫安全措施、探病人
數限制，對防護器材，包含口罩、消毒步驟的忽視，都使
得疫情產生破口的潛在風險上升。另一方面，疫情也間接
地曝露整體醫療體系之結構問題。黃炳文表示，這波疫情
直接導致醫院的病患數減少，雖然這確實降低了院內群聚
感染的風險，但也對院方的經濟收入造成影響，這對於部
分私人醫療院所之經營，也造成了一定程度的衝擊。

疫情會過去，美會留下

　　隨著夏季來臨，新冠疫情看似逐漸緩解的當下，黃炳文也和我們分享這波疫情中，台灣現階段抗疫為何能獲得巨大成果，其中包含三個面向：

1. 國家面向

　　對境外傳染案例嚴謹看待，實踐「阻疫於國外」的目標。

2. 產業面向

　　對於口罩政策的迅速調整，成立口罩國家隊，顯示產業配合度高，能因應事態快速調控資源。

3. 個人面向

　　透過每日疫情動態分析以及大眾傳媒影響，持續呼籲個人衛生之習慣保持。

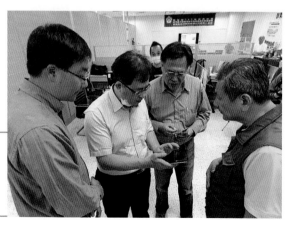

▲ 黃炳文向民眾解釋醫學知識

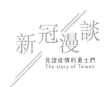
綜合以上三點，才得以讓台灣於這場疫情風暴中屹立不搖。

而談到對於未來的展望，黃炳文認為這是一次資源重新分配的契機，若能在醫療產品上，投入更多永續產品的研發與配屬，並平衡各地醫療資源，節省運輸時間與經濟成本，佐以推廣高科技（奈米技術、無人機等）技術提升公共衛生品質，這些都能成為台灣未來防疫屏障的助力。

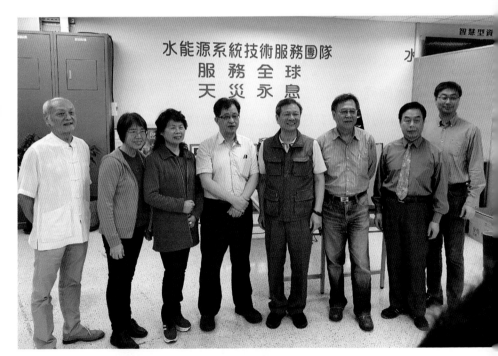

▲ 黃炳文參訪水能源系統技術應用

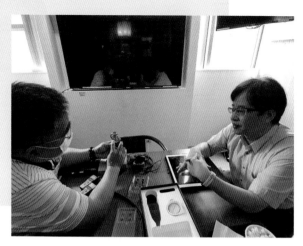

▲ 對於新型醫材絕對全神貫注的黃炳文

對於產業如何復甦，黃炳文提出從休閒產業做起：

「去年 10 月不是山林開放嗎 [1]？剛好可以鼓勵一些人配合政策，進行林道改善、景點開發的工作，也可以蓋一些高山鐵路⋯⋯其實多爬山這件事，也會讓人變得健康，所以這跟我們醫師也有關啦！」

疫情會過去，美會留下。黃炳文風趣、博學，同時也從未忘記身為管理階層的重大責任，訪談中處處可見到他的獨特見解，以及對國家公共衛生的宏觀理念，這就是台灣最美麗的風景——人。而他也在最後強調，為政府防疫成果高興之餘，應該要更進一步廣納產業、學界人才，達成產、官、學鐵三角的配合，並將資源進行合理、有效的分配，才能讓這股正能量持續下去，以應對各種可能的未知。

1　行政院 2019 年 10 月宣布山林解禁，宣布全台山林採全面開放原則。

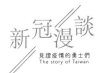
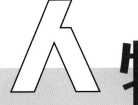

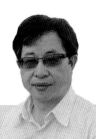

人物

小百科

黃炳文

現任

- 秀傳醫療體系秀傳紀念醫院急診醫學部總監
- 台灣急救加護醫學會研究委員會主任委員
- 台灣急診醫學會野外醫學委員會主任委員
- 台灣緊急救護醫學會理事
- 彰化縣醫療指導醫師
- 彰化縣緊急救護協會協同理事長
- 台灣急診專科醫師醫學會理事
- 台灣急重症模擬醫學會理事
- 台灣急救加護醫學會理事
- 台灣災難醫學會理事
- 中國災難醫學會台灣分會理事
- 美國AHA ACLS指導員

經歷

- 高雄醫學院醫學系
- 美國杜蘭大學醫學碩士
- 彰師大機電所電機博士班
- 大葉大學運動管理系講師
- 台大醫院外科醫師
- 台北榮總急診部訓練
- 秀傳紀念醫院外科醫師
- 秀傳紀念醫院急診部主治醫師
- 中華民國急診醫學科專科醫師
- 中華民國外科專科醫師

專長

- 急診醫學、重症照護、再生醫學、精準醫療、基因治療、家庭醫學、外科醫學、毒藥物中毒、野外醫學、緊急救護醫療、災難醫學、空中醫療

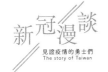
防疫小知識

從 SARS 到 COVID-19，防疫力大比拼

　　本書在訪談過程，我們發現許多訪談對象中都表示台灣是從「失敗中學習」的經典範例，如果沒有 2003 年抗煞（SARS）的經驗，今日台灣新冠防疫就不可能會成功。那麼，兩次防疫到底有什麼差異呢？就讓我們繼續看下去～

1. 基本資訊

	SARS	COVID19
潛伏期	2-7 日（最長可達 10 日）	7-14 日
本土確診人數	346	467[1]
全球確診人數	8,096	1,645 萬
本土死亡人數	37	7
致死率（台灣 / 全球）	10.7%（約 10%）	1.5%（約 4%）

1　截至 2020/7/29 疾管署統計數據

2. 施行政策

	SARS	COVID19
巔峰口罩產量	60 萬	2200 萬
事件等級	法定傳染病	軍用物資（視口罩為軍用物資）
焦點事件	和平醫院封院 台灣要求加入 世界衛生組織	口罩之亂 口罩國家隊成立
中央／地方權責	權責不清	擴大地方主管機關之權限，可成立縣市層級的「流行疫情指揮中心」或依嚴重程度成立成立「中央流行疫情指揮中心」。
資訊流通	--	防疫資訊正確透明原則，醫療專業人員與傳播媒體對於疫情訊息之發表或報導錯誤時，有更正之責任。

資料來源：

1. 衛生福利部疾病管制署
2. Summary of probable SARS cases with onset of illness from 1 November 2002 to 31 July 2003. WHO.

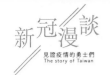
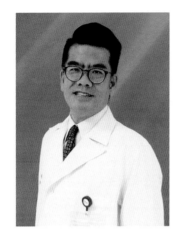

防 / 疫源於歷史

/ 科技不離人性

馬惠明 台大醫院雲林分院副院長

　　剛結束一場針對新冠肺炎的新式醫療器材使用展演，講台上的醫師正與一旁記者談笑風生。談吐自信，且對醫療新知瞭如指掌，彷彿總走在時代尖端，他不是醫材商的高階主管，而是台大醫院雲林分院的副院長 —— 馬惠明。

以古鑑今，防範未然

　　針對疫情在醫療界形成的衝擊，縱使非身處面對新冠肺炎患者的第一線，但作為醫師，仍可以想見前線照護人員及病患所面對的壓力，馬惠明語重心長地表示：「雖然絕大多數都是輕症，但因為病毒的不確定性，一進去隔離室，就得面臨到可能天人永隔的事實。」不過對於院內針對新冠病毒的防護措施，他仍舊有信心。「這種事（完美病毒）是一定會發生的，這些社會距離、隔離措施、甚至最後可能封城，一直都是準備好的方案。」

　　說到部分國家採取的強硬封城措施，馬惠明強調，400年前的黑死病大流行便已使用隔離措施[1]應對，這是自古以來採取之方針，也因為確實產生效果，即便是古老辦法，仍舊成為現代防疫手段。而台灣之所以能僅僅透過保持社交距離、禁止群聚等影響日常生活較小的方式來掌控疫情，未動用到封城這類大型強制手段，是由於在「阻敵於國外」及「持續追蹤接觸」兩面向上表現得十分出色，方得以循序漸進地步步作為。

　　所謂「養兵千日，用在一時」的道理，仍適用於如今台灣醫界，像是馬惠明所在之雲林分院，便會每年按時進行醫療資材盤點、各項標準作業流程的測試及演練等，種種措施，都是為了未來可能的疫病流行做準備。其中影響甚深的，莫過於因應 17 年前的嚴重急性呼吸道症候群（SARS）疫情，以及後續的甲型流感病毒（H1N1）與中東呼吸症候群（MERS）等，所設立的整套標準流程，以及常備醫材數量等規範。

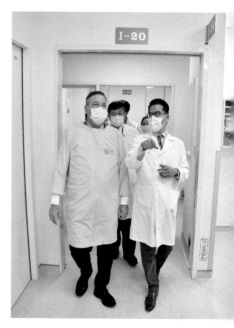

▲ 馬惠明介紹台灣防疫措施

1　1665 年，英國伊姆村（Eyam Village）因擔心村內流行之黑死病蔓延至周邊村莊，遂用石頭築成圍牆，自行與外界隔離。

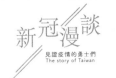

　　然而，除形式上的規範之外，產官學界對於這類新型呼吸系統傳染病的觀點轉變，更是不可忽略的因素之一，馬惠明談到：「1990 年代，醫院在經營時，可能會想著績效、如何企業化經營等經濟、物質面，有點類似『醫療資本主義』的概念，將營利擺在前面，所以會比較自私一點，當面對突如其來的 SARS 時，『哇一聲』，沒有人站出來，整個醫療就崩壞了。如今當我們面對 COV-19 時，就比較能以團隊精神，認真仔細地對待病毒、病人以及醫護人員，把『照顧病患』—『保護同仁』—『醫院運作』三個概念共同當作最優先的指標。」這也讓吾人理解，歷經了新冠疫情卻堅挺不拔，所謂的台灣醫療奇蹟，背後是由多少艱困經驗的積累才得以成就。

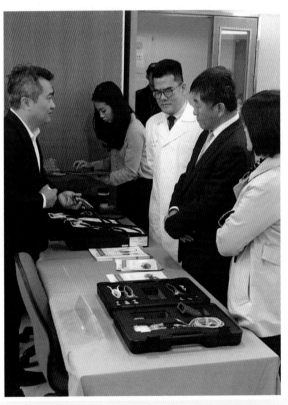

▲ 分享智慧醫材使用經驗，左起創心醫電蔡昆熹、台大醫院雲林分院副院長馬惠明、衛福部長陳時中（來源／馬惠明）

虛假資訊 vs 真實威脅，以互信作為抗疫基石

　　除防範於未然之外，馬惠明對於台灣能如此快速針對疫情做出反應，也提出了一種創見──「媒體識讀」的能力，他說道：「在台灣，除了生命安全的考量，一般民眾能對防疫資訊有如此高的接收與應變能力，也是疫情得以控制的一大因素，除了政令宣導到位，跟（衛生福利部）部長天天出現外，民眾的訊息接收及過濾能力也是必須，而這種能力的培養，是拜我們的選舉所賜。」

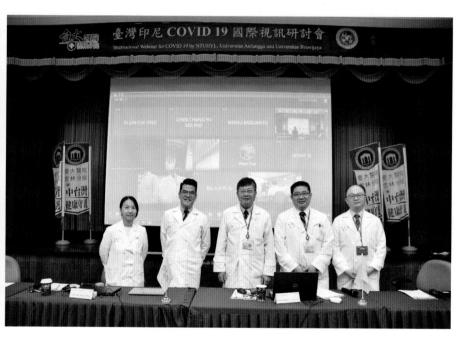

▲ 馬惠明參加新冠疫情國際研討會（來源／馬惠明）

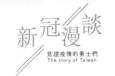

　　由於台灣在 2018 年的縣市長選舉以及 2020 年的總統大選時,受到了諸多國內外未經查證資訊的入侵,意圖干預選情。因此無論政府或是人民,對於真假訊息的辨認都有所防備,同時配合各個新聞查核單位的宣導,這些都使得台灣民眾不經意地上了一堂媒體識讀的課程,並於這波疫情中,學會應用於辨別龐大資訊來源下,至關重要以及應當警覺的訊息。

　　舉例而言,雖聯合國世界衛生組織(WHO)在新冠疫情爆發之初,曾向世人表示事件未嚴峻至須控管國境之程度,但台灣從上到下,自政府到人民都對此一訊息抱持懷疑態度並審慎以對,清點全國醫材並成立「口罩國家隊」,同時因應疫情變化迅速調整出入國境之限制。而事後 WHO 的這項宣稱受到國際間強烈質疑,也間接證明了台灣當時的應對恰當。

　　衛生福利部長陳時中曾說過,台灣能控制疫情,靠的是「信任」,其中包含對社會大眾,以及對感染者的信任。在歷經了假新聞的考驗後,台灣民眾對於訊息來源的真實性,往往會產生疑慮,尤其在政治相關領域,或是各類五花八門的「健康資訊」,虛假訊息的出現更是層出不窮。馬惠明認為,近年除了人民的媒體識讀能力提高之外,政府在政策宣達上,亦透過積極對話,不以上位之姿態、話語,而透過貼近常民生活的語言甚至「迷因」(meme)[2]

2　文化或行為系統的一種要素,通過模仿或其他方式在人際間傳達,通常帶有幽默性質,並在網際網路上流傳。

等方式進行溝通，這些都幫助台灣建立了官民互信的基礎，提升公部門效能及對疫情之掌控力，也唯有達到互信，才能讓好的政策確實地執行。

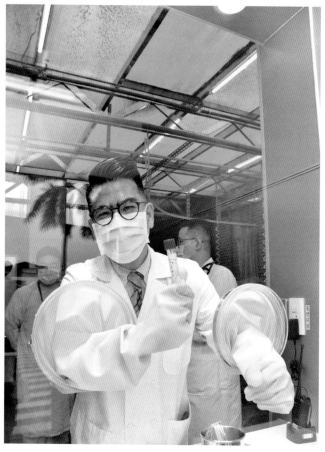

▲ 隔離篩檢操作

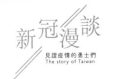

以疾為鏡，醫療革新

　　除了常民生活與經濟文明外，新冠病毒亦使得平時不受重視的地區醫療革新，為眾人所見，「智慧醫療區域聯防試辦計畫」是衛生福利部於 2019 年時，希望整合醫院、長照機構與資通訊產業，讓醫療資源相對不足的雲林，透過遠距看診的方式，給予即時專科診療，並降低轉診需求的一項計畫，雲林便被選為試辦地區之一。馬惠明表示：「這個計畫其實早就已經開始，但當疫情爆發後，我們發現這種遠距醫療的方式，理論上可以減低民眾到院的次數，也讓群聚感染的風險降低。」並提到，過去這類的遠距醫療措施，常常面臨到地方診所或一般民眾反應不佳的問題，卻因本次疫情嚴峻，民眾害怕上醫院之餘，反漸被接受。話音剛落，他也不禁露出意味深長的笑容。

　　「轉瞬之間，這個世界就變了，而且是鋪天蓋地的改變。」馬惠明表示。這波疫情對於人類文明是一個相當大的衝擊，由於國境封鎖，對於各個國家的貿易及產業產生了影響。始終認為「地球是平的」、相信科技發展下之全球化過程不可逆的我們，將面對到如全球 IT 產業鏈、交通便捷化，以及個人遷徙移動自由等過往習以為常的認知，都將因新冠病毒而不同以往，同時未來的醫病模式，也可能從「面對面」轉換成「鏡頭對鏡頭」或是「數據對數據」的互動，使得人類需重新適應這般生活態樣，但「科技始

終來自於人性，也離不開人性」，無論技術如何革新；世界如何變遷，決定事件走向與成敗的，仍舊是人，如果所有技術的使用、介入及參與者都是團結齊力、心向眾生，相信最終都會成就好的結果。

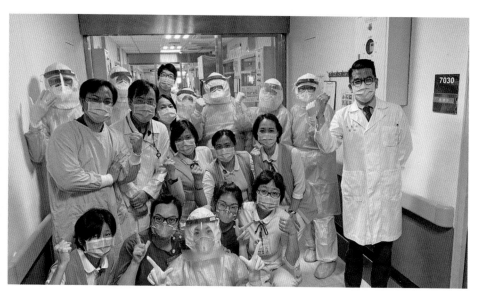

▲ 馬惠明與醫護同仁合照

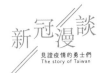
新冠漫談
見證疫情的勇士們
The story of Taiwan

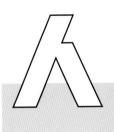

人物

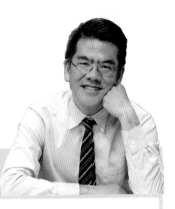

小百科

馬惠明

現任

- 台大醫院雲林分院副院長

學歷

- 台大醫學系醫學士
- 美國約翰霍普金斯大學醫療政策與管理博士

經歷

- 台大醫院雲林分院副院長
- 台大公衛學院流行病學與預防醫學研究所教授
- 台大醫學院急診醫學科教授
- 台大醫院急診醫學部主治醫師

防疫
小　知　識

清點台灣防疫小幫手

　　2003 年，嚴重急性呼吸道症候群（SARS）籠罩全台，無論民生或經濟都遭遇前所未有的打擊；而如今 2020 年新冠降臨時卻能有效抗疫，至今成果可稱世界第一。在本書受訪者中，無論是台大雲林分院的馬惠明副院長 [1]，或是新北市聯合醫院的曾毓淇主任 [2]，都談到了即時且迅捷的資訊傳遞，在台灣抗疫中不可或缺。新時代需要新工具，就讓我們看看政府推出了哪些應用程式或是社群功能，幫助民眾取得最新疫情資訊。

1. 本土最強防疫軟體 ── 健保快易通

　　由健保署開發之手機應用程式，內容包含能查詢個人健康資訊的健康存摺、定位式查詢醫療院所的院所查詢，以及記錄自 105 年起健保改革內容的改革日記等功能，而本次疫情中最為人所熟知的便是結合口罩 2.0，讓其可透過 app 線上預購口罩的口罩購買功能。

　　同時，隨著政策演進，它也逐步推出諸如振興券驗證等便民服務。

1　詳見本書〈防疫源於歷史，科技不離人性〉一文。
2　詳見本書〈世界第一防疫採檢站之誕生〉一文。

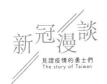

2. 網紅般的平台 —— 疾管家

　　疾管家是疾病管制署與民間團體合作，結合疾管署資料與 AI 人工智慧技術，建立於 2017 年的 LINE 社群軟體官方帳號，最開始用於發布疫苗接種、流感防治等資訊與互動，然而本年初因疫情爆發，疾管家主要透過平易近人的互動及圖文訊息，消弭公部門與民間互動隔閡，更擴充了新冠肺炎疾病介紹、民眾回國注意事項等資訊，用戶數量從自原先 10 萬人暴漲至 200 萬人，簡直跟網紅一樣驚人。

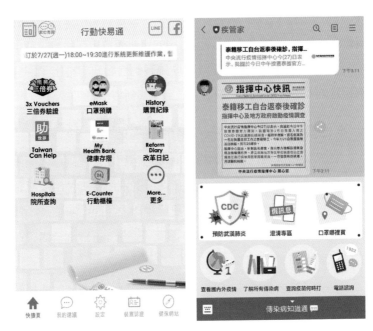

▲ 健保快易通與疾管家介面

Bonus 國外小幫手 —— COCOA （COVID-19 Contact App，日本）

　　由日本厚生勞動省提供，透過藍芽技術追蹤用戶社交距離的應用程式。一旦用戶確診，便會通知期間內與其接觸或具有潛在感染風險之用戶。

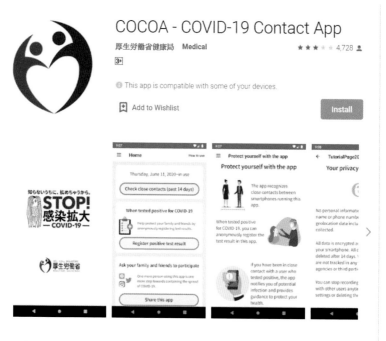

▲ COCOA 使用介面（來源／google play 商店）

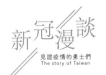

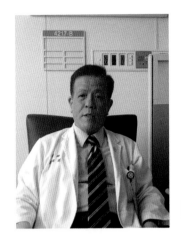

不／只急診
也要疾診

蔡維謀 新竹馬偕紀念醫院醫務部主任

　　炎炎夏日的大清早，在新竹馬偕醫院前來迎接筆者的，是位笑容可掬，卻不失威嚴莊重的醫師，並引領我們至戶外篩檢站參訪。正當筆者關心他身著厚重白袍，還帶著我們四處「趴趴走」會否不適或燥熱，他則笑道：「白袍沒什麼，這種天氣如果穿著全套防護衣，大概十分鐘就會中暑了。」並同時與我們介紹跟工研院合作，專為戶外隔離篩檢而設計的正壓式檢疫亭。這位專業伴隨著幽默、熱情且關心他人的醫師，便是本次受訪者，新竹馬偕紀念醫院急診醫學科部醫務部主任，蔡維謀。

新病毒，新技術

順著筆者到來時的話題，蔡維謀作為前線急診醫師，自然接觸了隔離篩檢流程，然而，面對未知風險的新冠病毒，除了患者外，醫護人員的安全保障；醫院內部的衛生、管理風險等都是必須注意之要點，但因每次篩檢，都必須穿脫全套防護衣，這般資源消耗，即便是新竹馬偕如此大型的醫療機構，恐也難以負荷。

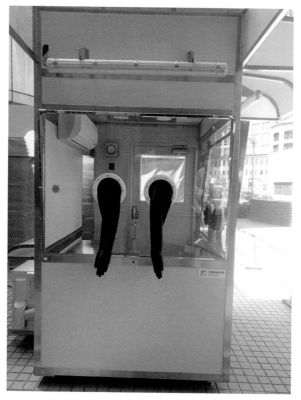

▲ 正壓檢疫亭

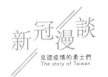
「我們（新竹馬偕醫院）備的物資當然有比較多，但當你意識到這可能會是個三到五個月的長期事件，大小醫院的醫材一樣是不足的，所以需要更有效的方法。」蔡維謀說道。

有了長期抗戰的心理準備，為兼顧安全與醫材使用效率，蔡維謀與多位醫界人士合作，引入戶外隔離檢疫亭，幫助前線醫護人員在篩檢時能免於穿脫防護衣的困擾；接著透過工研院的技術支援，也在院區放置節能舒適且組裝快速的正壓式檢疫亭，作為台灣檢疫新科技的試金石。

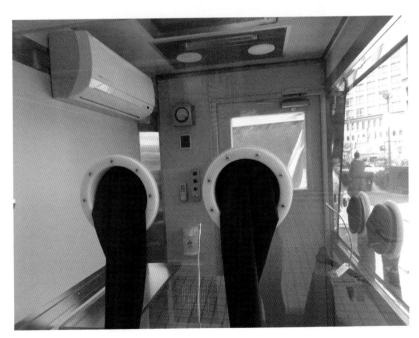

▲ 正壓檢疫亭內部裝設

疫情之中，意料之外

　　至於被問到有無親身接觸新冠肺炎患者的經驗，蔡維謀訕訕地一笑：「有是一定有，只是接觸當下不知道……不過其實我們都將每個疑似病例設想為確診，所以也沒差了。」這般泰山崩於前而色不變的口吻讓筆者深有感觸。一個好的急診醫師，面對所有病人時應帶著一視同仁，不帶僥倖之心理，可從中看出這就是在前線龐大壓力下，不得不堅強以待的處世態度。

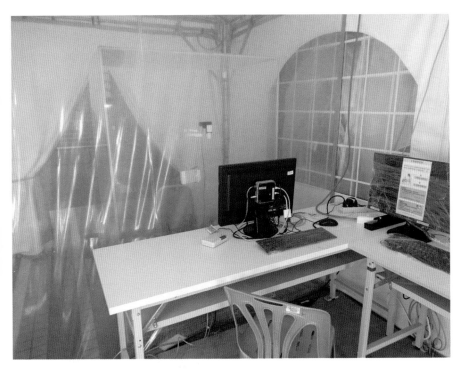

▲ 檢疫屏風

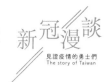

　　值得一提的是，疫情蔓延之餘，醫院的就診人數卻直線下降。「（看診人數）大概少了兩成左右，可能是政府『勤洗手、戴口罩』宣導下的功勞，但也無法保證有民眾擔心來醫院發生危險的可能。」蔡維謀道。至於是否真因新冠肺炎緣故，致使全民公共衛生意識及行為提高，或是生病卻不敢到院看診，唯有透過數月後的國民死亡率變化來行判斷。

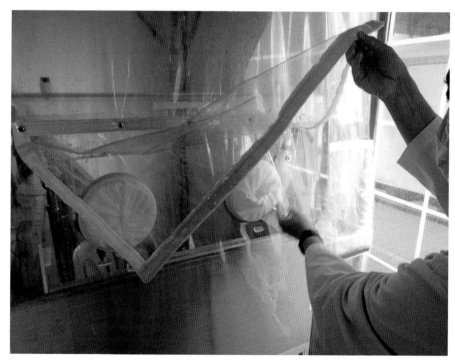

▲ 檢疫屏風操作示範

在醫院人潮不若以往之際，蔡維謀認為是進一步檢視台灣醫療資源濫用之時機：「如果幾個月後，我們的死亡率並沒有明顯提升，是否也說明了過去這麼高的看診人數，是可以被檢討的？」意即若死亡率未有顯著上升，便表示有許多診療可能是非必要的。能藉由本次疫情，讓公部門及醫界重新審視診療現況，甚至是健保議題，也算是從苦難中學到一課。

「開始的時候，大家都會緊張，是否用以前那套（篩檢）流程就夠了，還是要有更新的作法。」雖因應 2003 年嚴重急性呼吸道症候群（SARS），以及後續如中東呼吸症候群（MERS）等流行傳染病經驗，使得台灣的傳染病防治立法已漸趨完整，但本次新冠病毒的無症狀、未知感染路徑等因素，都一再挑戰了過往醫療規範。此時，除了醫師身分外，同時擔任台灣急救加護醫學會理事長，參與各項急診醫學相關的學術研討及重大決策制定的蔡維謀，決定有所行動。

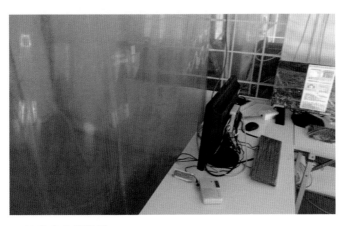

▲ 檢疫亭內部裝設

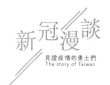
多元之下，建立共識

「這個（新冠）病毒，因為是很新的東西，對它的認識非常不足，即便去翻查一些教科書或文獻、paper（研究論文），會發現『一個這樣講；一個那樣講』，何況一個醫生也沒時間去看這麼多東西……」蔡維謀這般道。

因此，蔡維謀召集了中華民國重症醫學會、台灣胸腔暨重症加護醫學會，以及自己所在的台灣急救加護醫學會，共同起草一份《新型冠狀病毒感染重症照護暫行共識》，包含加護病房資源、設備的管控；藥物、呼吸器的施作方式；運送病患與隔離與否的作業流程，甚至是醫護團隊的心理支持，都載入其中，為的便是讓前線醫護人員免於面對新冠病患，尤其是重症患者時，處於瞎子摸象般困境。同時，也會隨著疫情變動，而隨時更新內容，稱得上是針對新冠病毒防護的「教戰手則」。

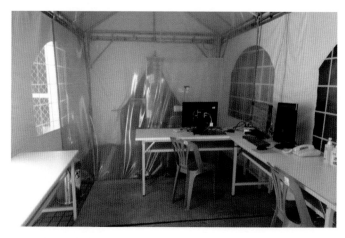

▲ 檢疫亭內部裝設

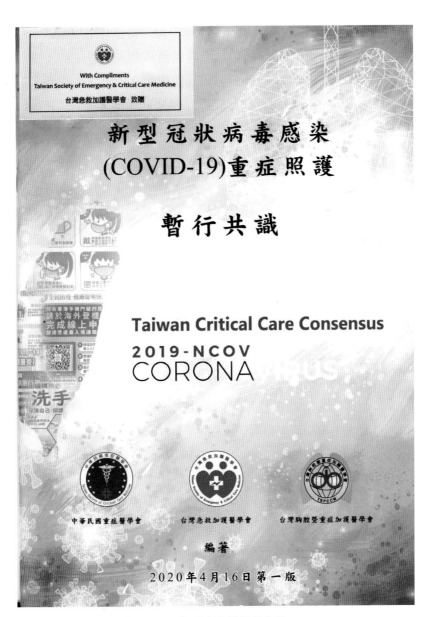

▲ 新型冠狀病毒（COVID-19）重症照護暫行共識

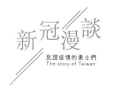

　　然而「謀事在人；成事在天」，除了擬定標準規範外，能否讓規範確實發揮所用，仍需包含政府、醫療院所及學術單位等各界的有效落實，「其實規範、措施這種東西，一直以來的問題都是落實與否。」蔡維謀說出了他的擔憂。

分配、落實與全民防疫的未來藍圖

　　綜上所述，經歷本次新冠疫情，蔡維謀為台灣醫療界整理出三項指引，首先，在醫療資源分配上，無論公部門或醫療機構，應建立起一套醫材庫存、流通的透明平台及制度，同時啓用「醫療區域聯防」[1]，盤點、串聯全台各區的醫療資源；再者是「制度落實」的部分，當規範制定後，包含宣導與稽核等，都必須持續作為，否則只是三日打魚，兩日曬網，終將前功盡棄；最後，則是培養全體人民防疫共識，台灣的首波疫情已然趨緩，但歐美日韓等國疫情卻始終未減，甚至有第二波出現，唯有培養全民的防疫觀念，以及政府持續建立公共衛生之規劃，才能抑制傷害，讓台灣免於大規模疫情爆發之風險。

　　新冠病毒的出現，使得從台灣到全球醫療界，對呼吸道傳染疾病，產生與過往斷裂般的新認知，在世人茫然失措的同時，蔡維謀與醫學界共同努力，建立起產官學三方合作的「多元醫療體系思維模式」，讓這些新認知能為社會所吸收，成為進步之契機，也是台灣邁向未知未來的新動力。

1　有關醫療區域聯防的內容，可參考本書〈防疫源於歷史，科技不離人性〉一文。

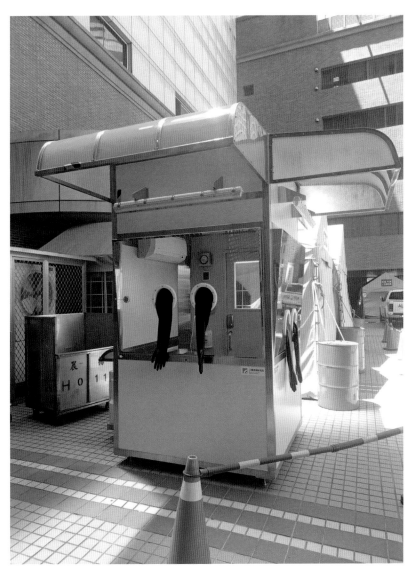

▲ 新竹馬偕與工研院合作研發正壓檢疫亭

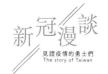

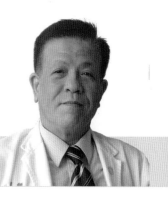

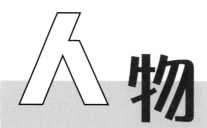

人物小百科

蔡維謀

現任

- 新竹馬偕紀念醫院醫務部主任
- 台灣急救加護醫學會理事長
- 美國心臟協會台灣國際培訓中心榮譽總監
- 台灣急重症模擬醫學會創會及榮譽理事長

學歷

- 台北醫學大學傷害防治學研究所碩士
- 台北醫學大學醫學系

經歷

- 教育部部定助理教授
- 新竹馬偕紀念醫院急診醫學科部主任
- 國際急診醫學聯盟理事
- 亞洲急診醫學會理事長
- 台灣急診醫學會理事長
- 中華民國外傷預防協會理事
- 中華民國大型活動緊急救護協會理事

專長

- 急診醫學、重症醫學、內科醫學、航空醫學、災難醫學、外傷醫學、毒藥物醫學、環境醫學

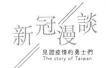
防疫
小知識

病毒下的「病毒」行銷

病毒行銷，通常是指以網路社群，搭配簡單、新奇、具創意的內容呈現方式，讓用戶大量快速地彼此分享，藉以達到行銷目的。本次新冠疫情中，公部門進行政策宣導時，不同於過往陳舊的條列式宣導，也使用了幽默風趣的風格，讓一般人認知上又專業又生硬的防疫資訊，也能被快速吸收。

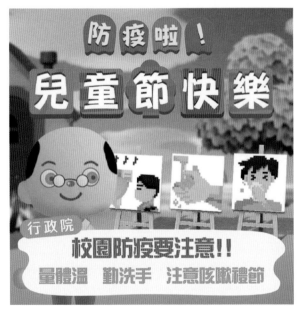

▲ 搭配流行電玩遊戲畫面宣傳兒童節校園防疫（來源／行政院臉書粉絲頁）

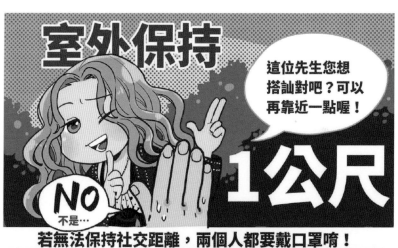

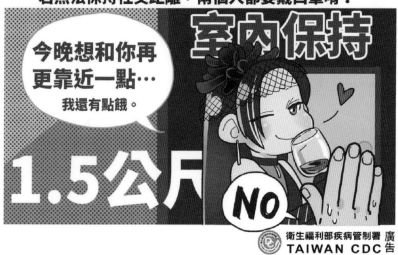

▲ 以漫畫方式宣導安全社交距離（來源／疾管署臉書粉絲頁）

NOTE

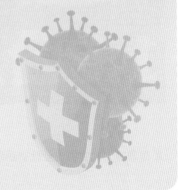

Chapter 2

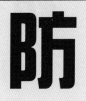

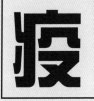

戰情隊集合

黃博雄

陳世中

曾毓淇

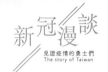

紡 / 疫口罩國家隊
織出台灣 No.1

黃博雄 紡織產業綜合研究所產品部主任

　　歲末年終之際，百家歡樂之餘，位在新北市土城區的一棟辦公大樓正燈火通明，此處是紡織產業綜合研究所（以下簡稱紡研所），也是本次新冠肺炎──「口罩國家隊」的戰情重地。

臨危受命終不負，口罩國家隊集合！

　　紡研所成立於民國 48 年，其原名為台灣紡織品試驗中心，早期以執行我國紡織品之外銷檢驗及維護產品品質為主，而後歷經了紡織相關廠商品管、分等、追查及科技研發等業務轉變，至今已成為台灣紡織產業的開創研究、服務業務營運及國際化的多元中心。

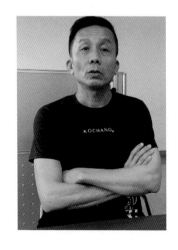

　　甫至所內大廳，匆匆前來迎領筆者進入的是，本次訪談對象產品部主任黃博雄，帶著些許急促而有條不紊的口吻，向我們介紹著紡研所種種，其眉宇飛揚間，透露著對部門同僚的自豪；以及「台灣製造」醫材品質的驕傲。「年初時，工業局就有聯繫經濟部，可以先準備些資料……那時候全台灣都在過年，結果『等登愣』一聲就得就位了，你們知道那時候有多冷嗎？不過還好啦，大家最後都願意回來崗位。」黃博雄略顯無奈道。

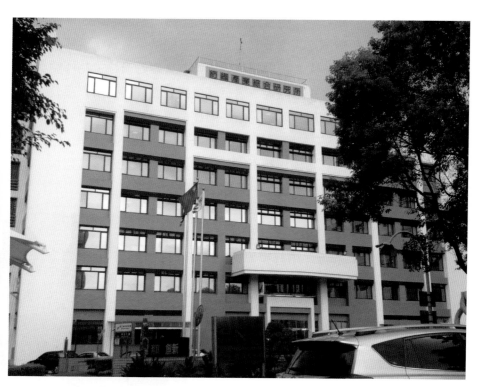

▲ 一直以來，默默支持紡織業的聖所

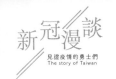

　　面對疫情當下，沒有人是局外人，只有所在位置不同。雖是過年期間，中央政府仍舊嚴陣以待，並在國際疫情漸趨失控之際，透過迅捷的官民合作，將行政院衛福部、經濟部與民間各同業公會的情報與資源串連一氣，建立一個透明化的物資管控平台。從疫情爆發至趨緩，台灣防疫成效能為世界所見，多虧了口罩國家隊，將原先每日不到百萬的口罩產量，提升了數十倍，至現今的每日 2200 萬，而紡研所便於其中扮演了至關重要的角色。

　　紡研所自一月底開始，便積極協助整合口罩產製之上中下游廠商名冊，而後由專人進駐工廠，協助他們理解政策並配合指揮之各個行動。「一聽到要徵用，廠商當然會有防備心啊！人人搶口罩，一定可以賣個好價格，為什麼會心甘情願的被徵收呢？這時就要靠我們（紡研所）跟公會他們一起跟廠商解釋，讓他們理解這是國難……直到現在[1]都還有人在駐廠，『一隻魚、一隻馬』都不能放過，就是不讓一片口罩流出市面。」黃博雄激動的表示，並且指著一旁的副主任座位道：「連他都要去輪班呢！」

　　慶幸台灣有這麼一群人，憑著捨己為人、犧牲奉獻的精神，才得以成就口罩國家隊的輝煌事蹟。

1　此處指筆者訪談時間 2020/6/2。

生命如同馬拉松，打斷手骨顛倒勇

　　至於是怎麼樣的經歷，讓黃博雄既能如此拚搏地帶領紡研所團隊開創 MIT 品牌新時代；同時也能做好口罩國家隊產能總指揮的角色？故事得從他年輕時說起。

　　黃博雄苦笑表示：「剛畢業那時候，覺得自己很棒、什麼都會，拿了幾個專利後，就有種自負的心理，接著跑出來創業，最後失敗了。」正因有了這樣失敗告終的早期經驗，使其理解到自身之不足；加上他強調自己出生屏東萬丹，有著「庄腳囡仔」的熱血精神，讓他始終努力不氣餒。「比起你們都市小孩（指筆者），我們鄉下小孩就是有種務實、草根的性格，若失敗了……就埋頭下去繼續做啊！」黃博雄說道。

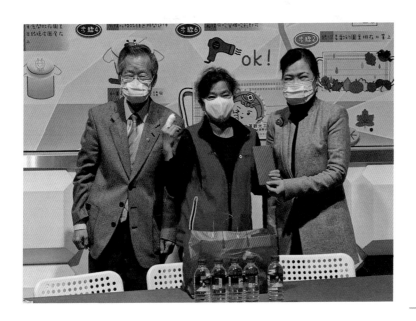

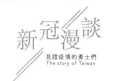

　　「人生是一場馬拉松」是黃博雄想傳達給我們的一則座右銘，比起在學術象牙塔內學習到的「學術知識」；在人生道路上，歷經重重險阻與挫敗所學到的「街頭智慧」，才是讓他堅持至今，成為口罩國家隊不可或缺的一員。

產製能量差一步，國軍英雄來助陣

　　在盤點完口罩原物料後，黃博雄需要煩惱的下一步，便是如何有效將產能提升，經過幾次會議的討論以及駐點人員的觀察，發現「人力」與「制度」是彼時所欠缺的要素。人力部分，無論是器械的組裝製造，或是口罩的包裝配送，需求皆遠超過各廠商現有的人力配置；制度方面，若要維持 24 小時的國家隊運作，工廠電力的使用需求，和勞動工時的硬上限都是需要克服的項目。

　　「防疫視同作戰」可說是防疫期間所有方針的指導原則，在理解到生產面向上的難題後，黃博雄便擔起了公私部門溝通的橋樑，促成了電力、勞動法規的暫時性鬆綁；以及國軍進入生產場域解決人力不足之難題，他說道：「就只能請（工業局）局長幫忙跟台電協調一下啊，這是非常時期，還給他

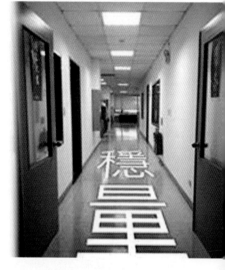

▲ 一直以來，默默支持紡織業的聖所

們開單就不合理了；加上這次國軍動員了超過 75,000 人次的幫忙，他們白天幫忙包裝，員工晚上輪班，才讓產量拉起來。」由此可見，口罩國家隊不只是單一辦公室的業務，更多的是部門間的協調與合作。

「Impossible 跟 I'm possible 只差一撇而已」而他這段期間所努力促成的事，就是讓那一撇出現。

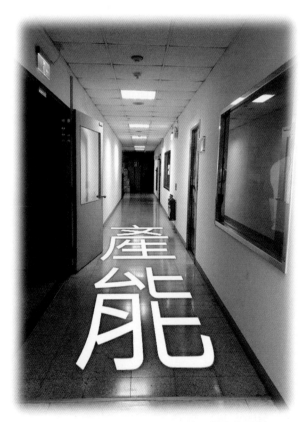

▲ 除了產能之外，紡織業也非常重視數量與品質

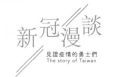

不只要 Made in Taiwan ，也要 Make it terrific

　　隨著疫情趨緩，台灣也迎來了防疫新生活階段。看似一切將雨過天青，但因應疫情所增加近 30 倍的口罩產能，是否可能成為台灣紡織業的隱憂？黃博雄表示：「這就是我們（紡研所）一直在做的事情，將 MIT （台灣製造）打造成一個品牌，讓人一看到就會聯想到『優秀』、『品質保證』等概念……像是台灣參與製作的鯊魚衣，連飛魚 [2] 都在穿的那件，你說穿了真的就能得第一嗎？也不一定，但大家相信 MIT 的品牌是優秀的，自然就會跟著穿。」

　　談到品牌行銷，黃博雄很有自己一套想法，而面對後疫情時代的的行銷策略，紡研所亦早有所準備。只要能鞏固 MIT 的優良品質與形象，加上台灣的防疫成果獲得外國信任，無論內 / 外銷通路都將充滿競爭力。

2　麥克 ‧ 菲爾普斯（Michael Phelps），美國男子游泳運動員，外號飛魚，為史上獲得最多奧運獎牌的運動員。

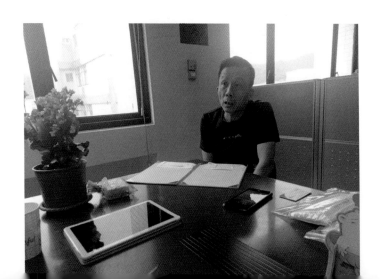

從失敗博取成功，用熱情對抗疫情

說到台灣為什麼能在本次疫情有亮眼表現，黃博雄說：「你（指筆者）有聽過達爾文的演化論嗎？生物處於瀕危狀態時，會突變演化成新的物種。而17年前的SARS經驗，給台灣人一個很大的挫折，但人是會集體學習的生物，所以也讓我們更進步。」黃博雄在本次訪談中不時與我們分享，如何以其他領域的生動概念，來比喻、解釋眼前事物。

或許，就是憑藉著他無數歷練下所累積的街頭經驗，才能以如此侃侃而談的方式展現。

17年前的挫折，成了如今台灣抗疫的養分，就如同黃博雄創業未果的經歷，呼應著紡研所現在的成果。鼓勵了吾人唯有從失敗中學習，並且秉持永不放棄的草根與實作精神，用熱情對抗疫情，才能歷經「突變」，讓己身演化成更好的存在。

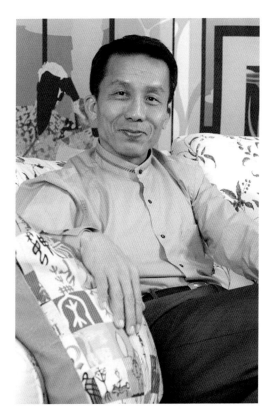

▲ 職場之外，也非常重視個人品味的黃博雄

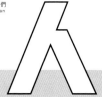

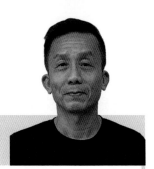

人物 小百科

黃博雄

現任

- 紡織所產品部主任
- 台灣產業用紡織品協會秘書長

學歷

- 國立台灣科技大學 材料系 博士

經歷

- 環治妥科技 經理

榮譽

- 2020 德國iF金獎「fiber soil」
- 2019 R&D 100 DIFA
- 2016 德國iF金獎「floating garden」
- 2014 德國iF普獎「soft shell」

防疫 小 知 識

甦醒的小龍：國家隊如何爆發性生產口罩

　　2020 年由於疫情，我們無法看見原定參加東京奧運的國家代表隊，取而代之的是晝夜輪班，傾盡各個廠商、紡研所人力的「口罩國家隊」。而除了原有人力編制外，國軍 70,000 人次以上的動員，也是讓口罩產量持續成長不可或缺的動能之一。

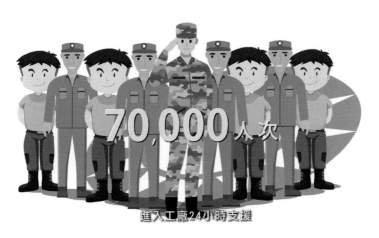

70,000 人次

進入工廠24小時支援

（資料提供 / 臺灣區不織布工業同業公會）

　　「工欲善其事，必先利其器」除了國軍英雄進場外，「機械國家隊」也應經濟部要求，在一個月內趕出近百座機器。

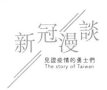
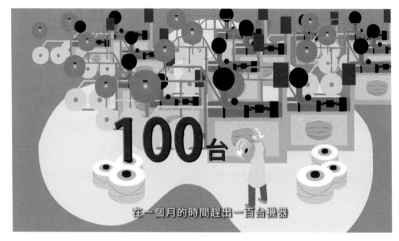

100台

在一個月的時間趕出一百台機器

（資料提供／臺灣區不織布工業同業公會）

　　最後，在經濟部「穩價穩量小組」、紡織研究所與不織布公會的齊心努力下，掌握全台產能並精準分配原料，達成了每日 2000 萬片以上產量的口罩奇蹟。

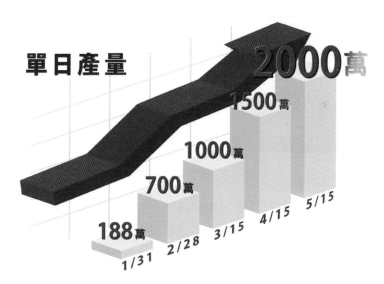

單日產量

2000萬

1500萬

1000萬

700萬

188萬

1/31　2/28　3/15　4/15　5/15

（資料提供／臺灣區不織布工業同業公會）

資料來源：

臺灣區不織布工業同業公會

口罩國家隊紀錄片〈罩福－照拂〉

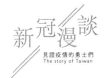

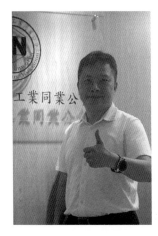

不 / 織布

不只布

陳世中 臺灣區不織布工業同業公會 理事長

　　甫進門，廊壁間尚未穩固的掛軸印入眼簾，會客廳的座椅配置有些雜亂，室內架構雖簡單，整體看來卻也不失整潔。「不好意思，我們剛搬新家，東西都還沒齊，你們（指筆者一行）是第一批客人呢！」，話音出自臺灣區不織布工業同業公會（以下簡稱不織布公會）的秘書長，黃稚評。至於搬家原因，她也不諱言：「最近來洽公的人實在太多了，舊地方不太適合，剛好這裡有空間，離我們辦事的地方也近，乾脆就搬過來啦！」而後，一位貌似年輕卻帶著沉穩氣息的男子向我們走來，他是不織布公會的理事長，陳世中。

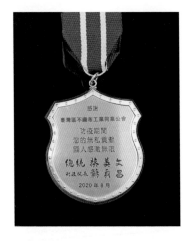

口罩產製最前線，了不起的不織布公會

如果說口罩國家隊的「頭腦」，是衛福部防疫戰情室；「神經系統」，是紡織材料研究所[1]；那負責「動手動腳」的四肢及軀幹，便是不織布公會旗下的成員了。自今年（2020）元月初收到經濟部公文，將不織布公會納入口罩材料協調小組，協調廠商將原料優先供應防疫需求，至該月底，它們便已將口罩與其原材料供應廠商集合起來，效率之快，實在難以想見來自參與會員共百餘間，且來自四方的產業公會，能有如此迅捷之動作。這幕後的主要推手，便是不織布公會的居中斡旋「剛好以前經歷過 SARS 時期，那時就對口罩、布料等醫材的使用有接觸，所以這次疫情，對於原料找誰、製造找誰大概都有些想法。」陳世中自信地表示。

1　詳可見本書另篇〈紡疫口罩國家隊，織出台灣 No.1〉內文。

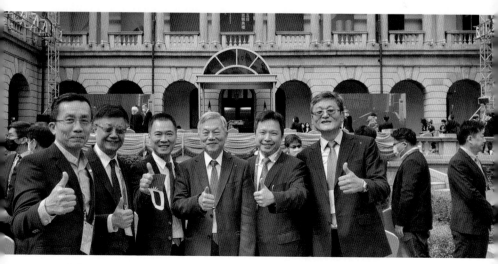

▲ 紡織業是非常傳統的產業，但臺灣卻一直默默引領著世界潮流

「一些老會員、老廠商對於政府（防疫）政策不是很有『感覺』，覺得原先每天一、兩百萬片的產量就夠了，殊不知完全不是這麼回事。」陳世中如是道。疫情日益嚴峻的情況下，無論醫療體系、民間單位乃至普羅大眾，對於口罩的需求皆不可同日而語，面對如此狀況，加上未來國境控管後，可能面對生產機械、原料缺乏之風險，都著實讓其頭疼。

《牧羊少年奇幻之旅》一書中曾提到：「當你真心渴望某件事情，全宇宙都會聯合起來幫助你」，而台灣口罩國家隊的建置，就是如此。當陳世中為口罩產能發愁時，

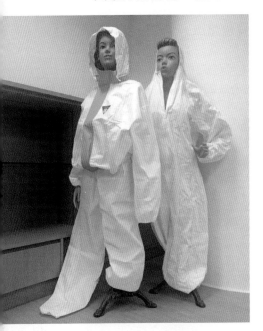

▲ 防護衣看似相同，卻已經有好幾代的沿革

紡研所便跳出來，擔起統籌未納入公會的廠商之任務，並進駐各廠協助。工廠數量問題雖已解決，接下來還得面對生產器械與人力問題，此時政府也開始動作，不只斥資上億台幣，採購 60 台製造口罩的機器，更動用國防部後備指揮部之軍人進入工廠輪班，配合現有之員工，以達到全天運轉之效果，可說是廠商「要什麼，就給什麼」。

　　有了外界的協助，加上陳世中自己也發揮巧思：「我們也找了很多原本不是口罩製造商的廠商，但是『技術上』可以做到這件事的廠商來協助我們，像是成衣業，甚至汽車業，就把他們的機器改一改，對應到我們材料可以適用的規格。」透過他的奇思異想，將原先與口罩產製毫不相干的廠商納入產線，以上種種行動就是為了提高產能，以祈全台灣人不受「無罩」可用之苦。

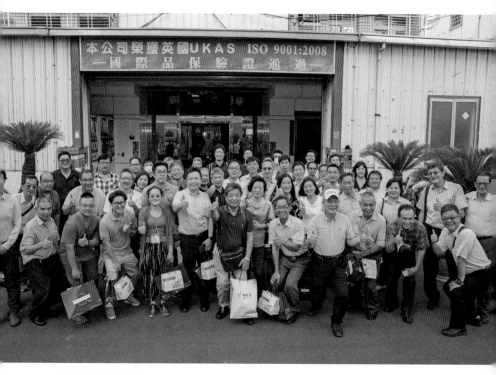

▲ 紡織公會大團結

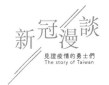

持續挑戰不可能，穩價穩量不空談

有了足夠的生產器械、原料及人力，加上經濟部工業局協助向台電、勞動部申請用電限制、加班時數的鬆綁，此時，「名義」上的產能，應已達標了。然而實際上，若沒有對原料供應及工廠產能進行妥善分配，那集結眾人之力才取得的資源便白費了。因此不織布公會內，有一套與防疫戰情室、紡研所，以及各大口罩廠協作的雲端平台，當各個工廠向平台申請本周預計產能時，公會便會按該工廠之規模、額定產能以及材料供應狀況，來做最合適的安排。「他們所有的訂單、產量都在我們平台看得到，比如說我希望他們今天開始下單，我就設定時間，一開放就可以下單，廠商如果承諾你每天繳交 10 萬片，我們就給你 1.5 到 3.5 倍（半周）的原料，當然大廠就不會給那麼多，這樣會吃掉小廠的配額，這就是所謂的『穩價穩量』」，一旁的黃稚評秘書長補充道。

然而，事情並未如此順遂：「當需求大於供給時，貨物價格便會上揚，口罩當然也不例外。」陳世中用簡單的經濟學概念，引出廠商遭遇之困境。倘若政府全面徵收口罩，價格應當如何制定？「開會時，原本已經有 3 元的共識，但有非會員（不織布公會）跳出來喊道，這是『暴利』，卻忽略了廠商為此投入的人力、管理。」最終，廠商決議還是以國家防疫安全為重，才以 2.5 元收購價定案。但日後口罩解除封鎖時，是否會因此形成價格反彈，仍是觀察重點。

　　看了以上作為，一旁的我們猜想這必是名經驗老道的理事長，才能對疫情有如此迅速的反應與整合力，事實卻不然。2018 年，不織布公會的前理事長因故離世，陳世中臨危受命擔任該職，原先他只認為這是個「閒缺」，卻在今年碰上了新冠疫情。為我們細數這段日子的作為後，陳世中也只能看著一旁忙碌的秘書長，並對筆者苦笑道：「這（理事長一職）真的一點都不閒啊！如此一來，我們也只能一直嘗試同一件事情──『挑戰不可能』了。」

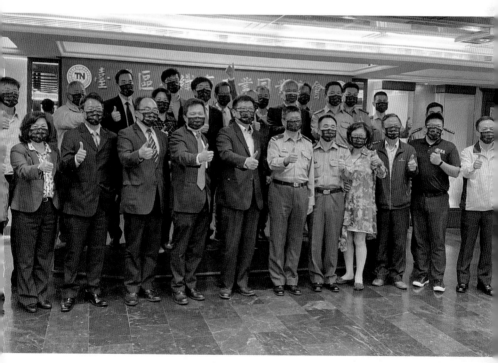

▲ 紡織公會大團結

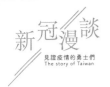
「後徵用時代」的口罩市場與台灣 DNA

　　至於在疫情趨緩，台灣進入防疫新生活模式後，在口罩需求量下降之狀況下，同時面對產線、口罩機數量大增，不織布公會成員的產能，是否會因此過剩，並進一步導致市場崩盤呢？陳世中給了我們一個更寬廣的想像空間：「一般醫用口罩屬於第一級醫療器材，生產難度並不算高，世界各國，尤其是中國的產量更是可怕。不過目前國外的訂單量還夠，加上政府提供的新型口罩機，產能是過去舊型機械的 3 倍，在國軍退場後，餘下的人力自然會轉而使用新型而放棄舊型機械，間接達成汰換的效果。」

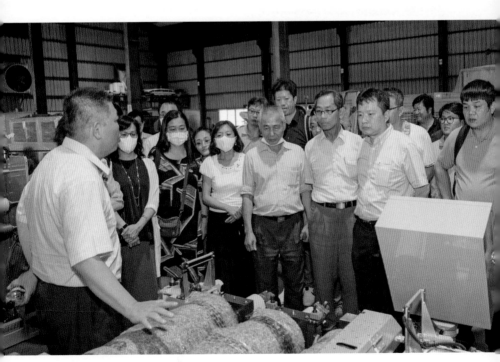

▲ 陳世中參加廠商產品發表

　　雖對於出口仍抱持樂觀態度，加上機台新舊的效能差異明顯，讓台灣口罩業的前景仍舊看好，但他也談到過去後 SARS 時期，讓台灣口罩廠商慘澹退場的經驗：「上次 SARS 結束後，很多廠商抱怨沒訂單，因為那時疫情突然間就沒有了，政府也不管你了，SARS 前只有五家，過後有六十幾家，但一兩年內生意都很差，後來都把口罩機放在工廠甚至家裡；這次政府針對口罩銷售，也願意『超前部屬』，部長（經濟部）都有為我們廠商想辦法，可能推出一些認證工作之類的協助外銷，以前就不管你，（口罩）有多就算了。」

　　幸好，說到口罩生產的質與量，便不得不提到中國於本次疫情中，在口罩、防護衣等醫材上有著相當高的產量。但陳世中仍舊對「台灣製造」有信心：「我認為這（產製流程）就像是生物體內的 DNA，是一代一代積累下來，無法一蹴而就。」而台灣無論是在外層不織布，甚至中層的熔噴布，都經層層檢測設備考驗，不因衝量而讓品質有失。也正是品質保證，成為了台灣不織布產業持續挑戰不可能的原動力。

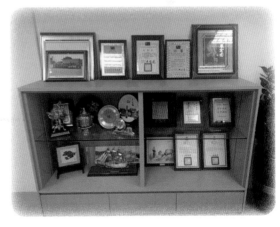

▲ 琳瑯滿目的獎項，訴說著過去的輝煌

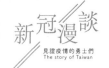
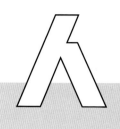

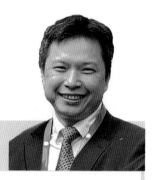

人物小百科

陳世中

現任

- 臺灣區不織布工業同業公會　理事長

- 友麗工業有限公司　總經理

- 亞洲不織布協會　台灣理事代表

- 財團法人中華民國紡織業拓展會　董事

- 台灣過濾與分離學會　常務理事

臺灣區不織布工業同業公會

小百科

理事長	陳世中
秘書長	黃稚評

創會沿革

於 1977 年由勝宏實業股份有限公司聯合國內同業共同發起，以協調同業關係，增進共同利益，謀劃工業之改良推廣，促進經濟發展為宗旨。於隔年（1978 年）3 月 18 日正式成立，推選當時的康那香企業股份有限公司林碧山副總擔任創會理事長（第一屆，1978 ～ 1981 年），迄今已有 40 餘年歷史。

目前會員廠商有不織布製造廠、成品廠、機械廠及相關廠等，共計 120 餘家（統計截至 2020/10）。

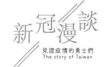
防疫
小 知 識

口罩結構介紹

本次台灣防疫成功，除了防疫國家隊及全民的努力，還有個最大武器——台製口罩，我們所製造的口罩，可稱世界品質 No.1。究竟它的組成有何特別之處，又是哪些幕後英雄為我們打造呢？

1. 第一層（外層）：紡黏不織布，可防潑水，顯示外觀的一層，製造廠商有恆大、松勝。

2. 第二層（中間層）：熔噴不織布，可吸附並阻擋有害物質，是口罩中最為關鍵的一層，製造商有敏成、兆羿、康那香等。

3. 第三層（內層）：親水不織布，親水親膚，最為靠近肌膚，影響舒適度的一層，製造商有南六、福綿、嘉谷等。

除了上面三層主要構造外，還有鼻樑壓條與耳掛帶等配件，看完這些，才知道口罩生產之分工是如此多樣，也讓我們再次向這群默默付出的口罩國家隊成員致敬。

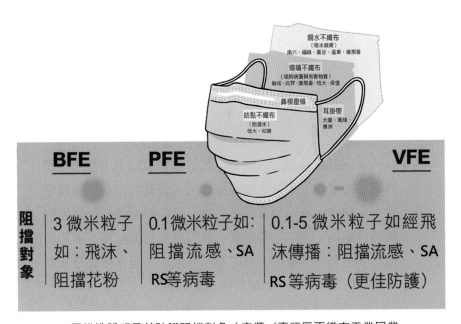

▲ 口罩構造說明及其防護阻擋對象（來源／臺灣區不織布工業同業公會）

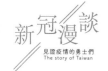
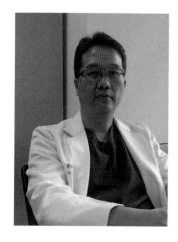

壓／克力＋貨櫃屋？

世界第一
防疫採檢站之誕生

曾毓淇 新北市聯合醫院 急診部主任

　　「這就是我們的採檢站，或許你可以從這邊看出我們民間的力量。」佇立在筆者眼前的，是新北市立聯合醫院急診大樓外，一區有著簡陋外棚，但內容設備相對齊全的隔離採檢站。值得注意的是，其外掛帆布上貼滿了贊助單位之名，有的是廟宇；有的是私人商家，但大多都是在地企業，可說是疫情中台灣民間力量的展現。

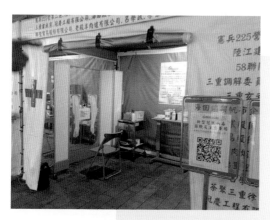

▲ 新北市立聯合醫院三重院區戶外檢疫亭

看不見的敵人，看得見的隱憂

　　「大年初一看到新聞，就覺得 SARS 又回來了」，因經歷過 17 年前 SARS 經驗，曾毓淇對本次疫情始終抱持著一定警覺。即便數據顯示新冠病毒的致死率不如 SARS，但許多感染重症之患者，即便康復後仍可能留有後遺症：「像是用塑膠袋套在頭上慢跑的感覺」，曾毓淇用生動舉例，為我們描繪了肺功能受損患者之無奈。

 曾毓淇
5月11日 · 🌐

#台灣疫情趨緩
#幫人生做個紀錄
#COVID19
#正壓防護艙

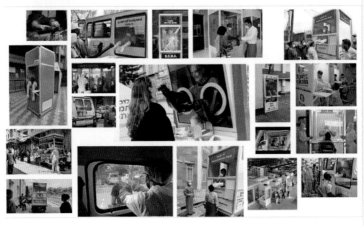

👍❤️😆 157　　　　　　　　　11則留言 1次分享

👍 讚　　　　💬 留言　　　　↪ 分享

▲ 曾毓淇為疫情發明留下數位軌跡（來源／曾毓淇臉書）

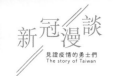

「面對這種看不見的敵人，一定只能格外小心。」曾毓淇以百年前的天花為例，雖是以空氣傳播，且透過風力得以傳播 10 至 20 公里，在當時形成了嚴重威脅，但在得知其傳染方式後，便可有效克制。然如今新冠病毒之感染途徑仍未明朗，人類頓時顯得手足無措。「幾個月前的中國，有著像是村霸攔路封城；雷神山、火神山方艙醫院，甚至讓小朋友唱歌鼓舞民心等所做所為，看起來雖然有些滑稽，但事實上歐美等國好像也沒有更好的方法，甚至只能摸摸鼻子照做。」

因此，當醫療院所面對新冠病毒時，雖有一套承襲過往的標準作業流程，但在未知風險的狀況下，仍會讓醫護人員及患者感到焦慮；此外，令人不安的，不僅是病毒之未知性，各醫院防護醫材數量也是一項隱憂，曾毓淇表示：「我們現在採檢、診療都有一定的防護隔離措施，臨床上每個接觸的人都要穿防護衣，但清點過後發現，醫院防護衣存量大概只有一個月……想跟外面下單，廠商不是還沒復工，就是被中國搶單了。」防疫物資之匱乏，也讓每位醫護人員心中蒙上了一層陰影，「到現在，我車子都還放了一卡裝滿乾糧、礦泉水跟盥洗衣物的『防疫行李箱』，也跟家人說好，可能有那麼一天，我還在工作崗位，只是暫時不能回去家裡了。」這般五味雜陳的情緒，也在本書每位受訪醫師身上，可見一斑。

是醫生，也是興趣使然的發明家

　　2020 年 2 月上旬，曾毓淇認知到未來將面臨全球防護醫材匱乏之狀況，因此除急診醫療外，也試圖透過他的第二專長——「發明」，來為社會做出貢獻。平時就喜歡動手做發明的他，本次將興趣與職業結合，開始了動腦激盪的過程：「由於採檢時，病人容易咳嗽濺出飛沫，我們需要一套能有效隔離受檢與採檢人員，同時讓檢疫動作能順利進行的醫材設備，最好還要使用成本較低的材料，以及簡單的操作方式」，於是，第一代的檢疫亭——「檢疫屏風」（戶外採檢防護屏障）就此誕生。

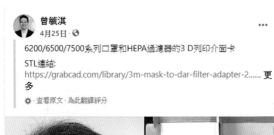

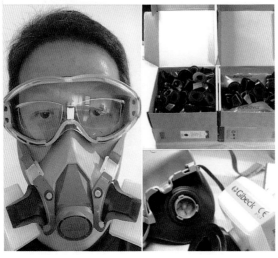

▲ 曾毓淇 3D 列印發明試作（來源／曾毓淇臉書）

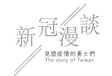

　　檢疫亭的設計重點在於，在檢驗者與被檢驗者之間必須有一層隔離的物理性屏障，並在中間留有孔隙，以便於檢測進行。第一代的檢疫亭由於是帆布製成，材質偏軟，雖易取得，但終不是長久之計。為此，他特地在網路群組中求教，期待醫療社群能給與他想法與建議，結果獲得迴響，也催生了之後採用硬式材料，如壓克力材質，並融合貨櫃屋概念下的新型版本。

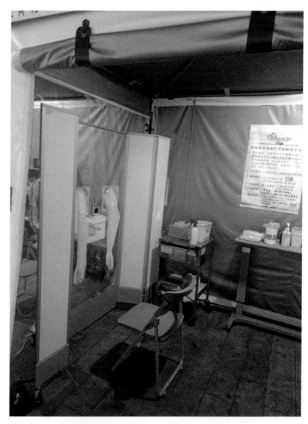

▲ 新北市立聯合醫院三重院區戶外檢疫亭內部圖

作為急診醫師，曾毓淇深知第一線檢疫人員每次穿脫俗稱「兔寶寶裝」的連身防護衣，是多麼難熬，同時也要考量到他的設計，在應用面上可能會拓展至全台，甚至世界各地，當中不乏資源匱乏之地區。因此，這看似簡易的設計，實則更加著眼於放諸四海皆可用之未來性。而在檢疫屏風之後，包含正壓採檢艙、插管防護袋等更進一步延伸出的隔離防護器材，也都遵循著這樣「易於操作、成本可控」之方針。

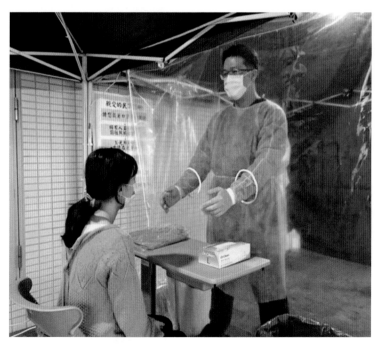

▲ 簡易戶外隔離採檢模擬

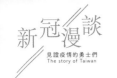
　　有了設計理念，要如何將其化為實體便是一道難題。此時，本土企業的熱情，讓當時的曾毓淇十分感念：「那時候年節剛結束不久，甚至有很多廠商都還沒上班……不過他們聽到是要做這個東西（檢疫亭）時，隔天我們就在辦公室見面了。」就如文首筆者所見到那座戶外檢疫亭，其帆布上不只是羅列「好心人」的名冊，更是展出了一張「網」，且就是靠著這張由全國不分領域、產業，齊心合力所形成的「民間防護網」，補足政府保護傘尚未觸及之所在，才讓國內各地始終維持著防疫動能，不虞匱乏。

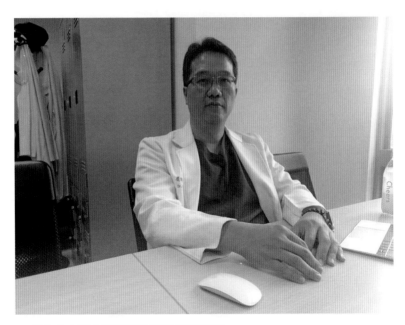

▲ 新北市立聯合醫院急診部主任曾毓淇。

數位軌跡佐證 —— Taiwan can help.

有了創新且易操作的發明實作，後續如何「推廣」便成了首要問題，曾毓淇為我們展示其臉書（Facebook）頁面上，包含了負壓隔離帳，投入 3D 列印技術之 3M 濾罐轉接器等，應本次疫情而生的種種發明。之所以要將這些行動發布至數位社群平台，便是要為屬於台灣的作品留下「數位軌跡」，他苦笑道：「現在在網路搜尋隔離艙、檢疫亭之類的，很多都會出現韓國的照片或新聞，他們（指韓國）對外宣傳的能力很強，很多東西變得很像是他們發明的……而台灣在國際上，甚至還在糾結於會不會被認作泰國[1]，所以要透過網路幫忙做個紀錄，為『Taiwan can help』這句話當個佐證！」可以看出他用心研發之餘，也試圖為台灣本土產品形象及對外行銷，做出一份貢獻。

如今，隔離防護醫材的各類相關論文及專利權已陸續誕生，其所留下的數位軌跡，也為「Taiwan No.1」的防疫採檢站，留下不可抹滅的足跡。「痛苦會過去，美會留下」，或許人們會漸漸淡忘這段全民防疫的日子，但像曾毓淇這般防疫勇士，以及全國力量所形成的民間防護網，將會透過其作為與貢獻，被世人所銘記。

1　因台灣（Taiwan）與泰國（Thailand）之英語字母組成有部分雷同，有時會造成非兩國人士使用之誤會。

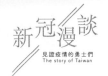

 曾毓淇
6月18日 · 🌐

The Walk-thru testing system innovated by Taiwan that protects
healthcare workers from being infected with COVID-19 goes global.
#Taiwan NO.1

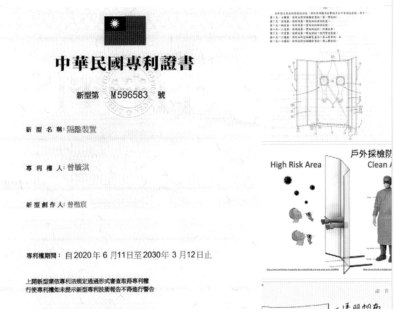

▲ 曾毓淇為隔離裝置取得專利（來源／曾毓淇臉書）

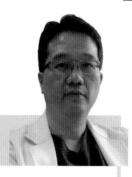

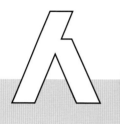

小百科

曾毓淇

學歷

- 台北醫學大學醫學資訊研究所

經歷

- 急診醫學專科醫師
- 教育部定講師
- 衛福部彰化醫院顧問
- 台灣醫療協作組織創辦人

發明

- 急診無線醫療車
- 無線傳輸心電圖
- 安全隔離檢疫屏風
- 正壓防護艙
- 插管防護袋

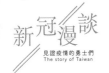
防疫
小知識

口罩檢疫亭的生命史

　　2020 年初，憑藉曾毓淇主任及醫師社群的努力，隔離檢疫亭誕生了。它既能守護醫護人員安全，又能增添篩檢效率，更被韓國等國家改革沿用，下面讓我們看看當初在設計隔離檢疫亭時，曾醫師的創意發想吧！

1. 帳棚 / 帆布型隔離檢疫亭

　　最初的構想僅是為了能夠有效隔離醫護人員及被採檢者，採用開孔透明帆布與方便取得、組裝的帳篷型設計。

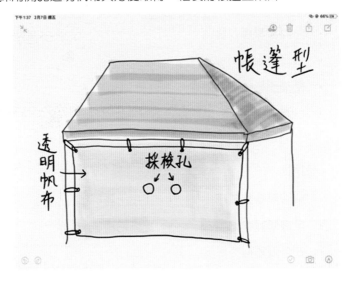

2. 安全隔離檢疫屏風

靈感來自於實驗室壓克力設備，並將其改良為高度近兩米，能提供醫護人員全身防護，且可折疊收納，同時具備保護力與機動性之設計。

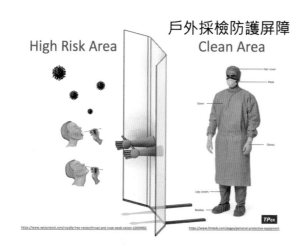

戶外採檢防護屏障

High Risk Area　　Clean Area

3. 正壓採檢艙

正壓設計使得空氣只能由內而外流通，且艙型外觀，除了保障醫護人員之安全性與舒適度外，方形外圍也便於受檢民眾動線安排，同時在艙內置衛生間，減少進出感染風險，可謂是面面俱到的發明。

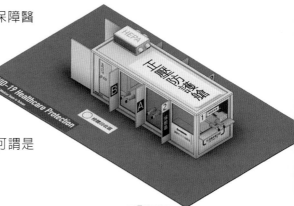

NOTE

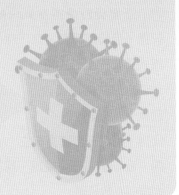

Chapter 3

醫療

未來進行式

吳展瑋

蔡昆熹

趙中理・李慧鈴

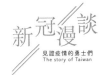
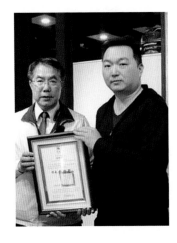

電/腦也能畫地圖

口罩地圖的 前世今生

吳展瑋 好想工作室 負責人

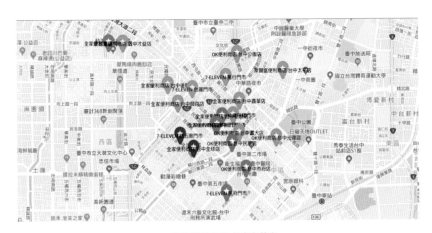

全家便利商店 台中京華店
回報目前口罩數量

2020-02-02 12:52:23 回報口罩「充足」

▲「一點就通」的口罩地圖

　　如果說 2020 年初，存在一種堪比金銀珍稀，且送禮自用兩相宜的國民好物，那一定是口罩了。在實名政策頒布前，「搶口罩」幾乎已成家家戶戶的日常任務，在藥妝及便利商店前隨處可見大排長龍之景象，且更多是一般民眾搶不到口罩的哀號。這時，「口罩地圖」出現了，透過簡單直觀的方式，經由民眾即時回報，以地圖呈現各地區口罩數量。有了它，就像哈利波特有了劫盜地圖般，可謀定而後動，讓民眾不至於白跑一趟，而故事起源，出自一位既「熱情」卻又「懶惰」的工程師，吳展瑋。

口罩地圖的前世今生

　　談到口罩地圖誕生的心路歷程，吳展瑋笑笑地說：「其實設計上挺簡單的，有接觸個三到五年（程式語言）的工程師都寫得出來。」他認為，只要能夠取得資料，搭配 Google 的地圖資源，要催生出任何商品的地圖，都不會太難。不過他親身設計的最初版本[1] 只活了兩天便下架了；「原本想說是給親友玩一下，沒想到流量爆炸；帳單也爆炸了。」原來，Google 地圖資源有一定額度的限制，若超過使用額度便須付費。讓他開放當天就收到了兩萬美金的帳單。萬幸的是，Google 隨後將吳展瑋的行動適用為非營利組織，並提供抵免額度，這才讓他鬆了口氣。卻也因這次事件所帶來的誇張流量，吸引到一人注目。

1　於 2020 年 2 月 2 日開放，當天下午曾暫時關閉，後於 2 月 3 日再次開放。

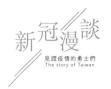
　　「口罩地圖上線隔天，唐鳳就突然透過 g0v 社群，跟我聯繫上了，還問說要不要一起合作。」吳展瑋略顯興奮地表示。

　　原來是熟悉 IT 產業的數位政委唐鳳，因著本次新冠疫情加入防疫團隊，在研擬口罩實名制度時，正好看見了吳展瑋引起的「小騷動」，便邀請他以及其他有志一同的民間工程師，加入政府數位防疫團隊，也讓看不慣口罩之亂的吳展瑋決定投身於此。

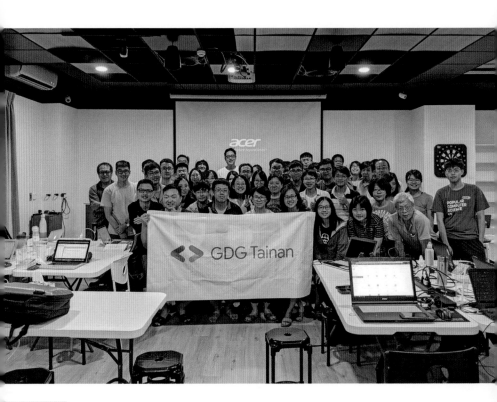

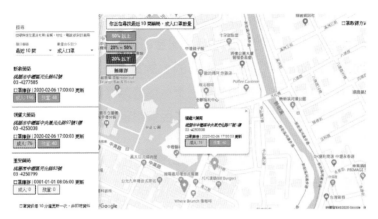

▲「一點就通」的口罩地圖

科層化的政府，靈活性的調度

「本來以為跟政府合作的專案，進度都會很慢，這件事情本身並不難，難的是與人溝通⋯⋯對台灣公務員有一些刻板印象，不過這次真的是各方面動作都很快。」

吳展瑋原以為與政府的合作，將會不離公部門推託萎靡等刻板印象。然而，經由唐鳳與其團隊居中協調斡旋，讓政府單位與 g0v 民間工程師[2]的協作機制，得以順暢運行：「『防疫視同作戰』是政府這次的標語，可能是行政院長有給他們（指唐鳳團隊）充分授權，加上唐鳳本身就有工程背景，技術方面他都理解，也能幫我們跟一些公家單位的工程師要資料，就這樣順順的進行下去了。」

2　零時政府 g0v.tw，成立於 2012 年，旨在推動資訊透明化的社群，致力於開發公民參與社會的資訊平台與工具，成果皆以自由軟體模式釋出。

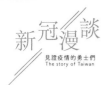

就這樣，結合各地藥局口罩存量的政府開放資料，動員上百位公私部門之工程師，配合口罩實名制政策的口罩地圖「2.0」正式亮相，而它的上線時間，僅是口罩地圖「1.0」最初版本下線後的第三天。這毫無疑問是一項創舉，也是一張由官民協力描繪，乘載民眾想望的地圖。

「原本設計時，只是想來個拋磚引玉，但這塊磚頭，似乎有點太大了。」吳展瑋苦笑道。

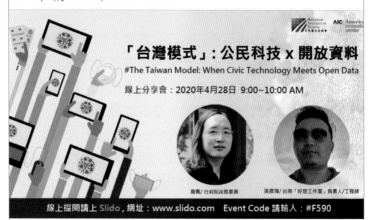

▲ 兼具即時及方便性的地圖，引得各國都爭相注目

以觀察輔佐設計，以設計完善生活

　　作為一個貼近日常生活的工程師，吳展瑋認為程式設計的重點在於精準看出問題所在，且能保有熱情，確實地解決它，以幫助人們的生活，亦即「以觀察輔佐設計，以設計完善生活」。而本次的口罩地圖，便是他從自身角度出發，觀察周遭親友每日在通訊群組內交流口罩訊息所獲得之靈感，並透過技術去解決問題完善生活，同時，這也不是他第一次進行與公共議題相關的視覺化工作，過去他也曾參與了台南垃圾車地圖、台鐵訂火車等一些非政府標案，卻極具公益性之專案。

　　「看到這些笨笨的做法，就會忍不住手癢」吳展瑋無奈地說明他為何如此熱衷於這類設計。他口中「笨笨的做法」，乃意指重複單一動作的行為，他認為這些單調動作，皆可由電腦代勞。

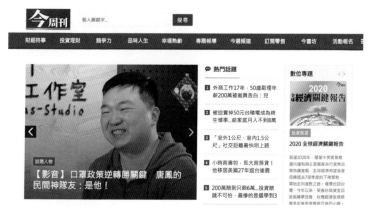

▲ 唐鳳的神隊友

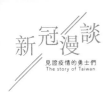

「當然也有可能是自己懶惰，不想做這麼無聊的工作，但人腦就是要用來做更重要的事情嘛！」

這句話是他的初衷，而遇到看不慣事物就想改變，則是他的性格，「科技源於人性，程式設計源於惰性」可說是最佳寫照。然而，他亦語重心長地說道：「通常不會有親戚朋友請我做些什麼，因為普羅大眾往往不知道，我們所熟悉日常生活中的種種，大多是可以被改變，甚至改善之存在。」

未來展望：自民間發起，由下而上的制度建立

歷經口罩地圖專案中，與政府碰撞出前所未有合作模式的經驗，吳展瑋對未來更顯樂觀，無論是公部門開放資料釋出；或是與過往施政訴求「上行下效」不同，本次自民間發起，自下到上的制度創立模式，都再再證明台灣迎來了一波資訊、民主與公共領域的革新。同時，他所負責的好想工作室，也結合 g0v 以及 Google 開發者社群的資源，提供開放空間及程式設計課程，讓一般民眾也能參與刻板印象上冷冰冰的程式語言，望能透過民間工程師培力，深化台灣在地化資訊應用能力。

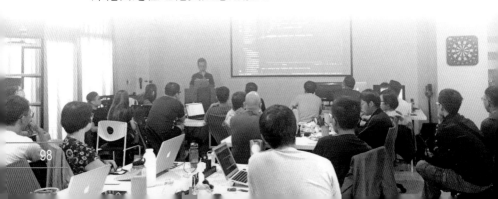

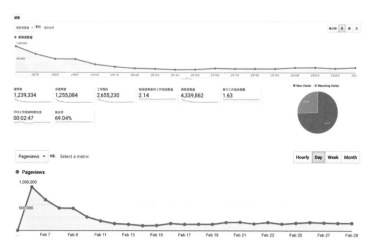

▲ 媽，我的 app 使用者破百萬啦！

　　「我在 Google 開發者社群內，算是台南地區的『衛星』啦，就是比較會揪團、發聲的那種，真正做事情還是要靠大家努力。」吳展瑋笑道。

　　自謙、不居功的吳展瑋，也在最後為我們留下他的座右銘：「規劃再多都沒用，動手去做才是真」，或許，我們對生命中諸多事物都已習以為常，也有一套自身遵從的價值觀。但若遇到問題不去嘗試解決，生活不會無緣無故朝著更好的方向前進——「別問為什麼沒有人做，先承認你就是那個『沒有人』」這是 g0v 的一句名言，也說明了吾人唯有實際進入場域觀察、設計與操作，才能真切地改變社會，建立更美好的未來。

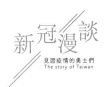

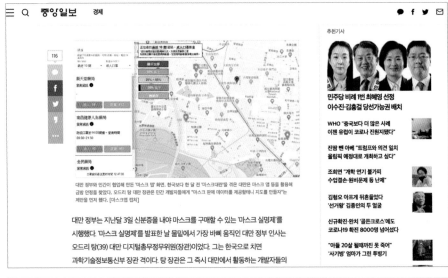

대만 정부와 민간이 협업해 만든 '마스크 맵' 화면. 한국에도 한 달 전 '마스크대란'을 겪은 대만은 마스크 맵을 활용해 금방 안정을 찾았다. 오드리 탕 대만 장관은 민간 개발자들에게 "마스크 판매 데이터를 제공할테니 지도를 만들자"는 제안을 먼저 했다. [마스크맵 캡처]

대만 정부는 지난달 3일 신분증을 내야 마스크를 구매할 수 있는 '마스크 실명제'를 시행했다. '마스크 실명제'를 발표한 날 물밑에서 가장 바삐 움직인 대만 정부 인사는 오드리 탕(39) 대만 디지털총무정무위원(장관)이었다. 그는 한국으로 치면 과학기술정보통신부 장관 격이다. 탕 장관은 그 즉시 대만에서 활동하는 개발자들의

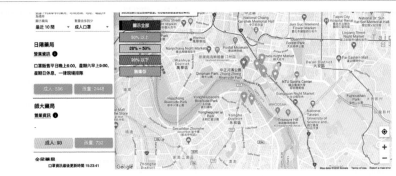

ระบบแสดงจำนวนหน้ากากที่เหลือตามร้านค้า

โดยก่อนที่จะระบบจะสมบูรณ์ขนาดนี้ Howard Wu ได้เริ่มทำระบบดังกล่าวด้วยตัวเอง และพบว่ามันอาจไม่สำเร็จ เนื่องจากการต้องใช้เงินมูลค่าราว 600,000 ดอลลาร์ไต้หวัน Audrey จึงเดินทางมาพบพร้อมกับทีมงานวิศวกรของ Google และช่วยผลักดันระบบทั้งหมดให้สำเร็จสมบูรณ์ ซึ่ง Audrey ทำให้ระบบเป็นที่แพร่หลายในประเทศอย่างรวดเร็ว ส่วน Google ก็เปิดให้ใช้บริการบน Platform ฟรี

▲ 兼具即時及方便性的地圖，引得各國都爭相注目

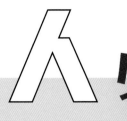

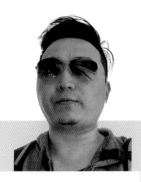

小百科

吳展瑋

經歷

- 台南創業產業園區「好想工作室」創辦人 / 負責人
- GDG Tainan 台南 Google 開發者社群

學歷

- 美國佛羅里達理工資訊研究所
- 國立彰化師範大學資工系

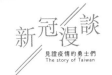
防疫 小知識

製作口罩地圖的人們

　　吳展瑋的口罩地圖，開創政府數據開放（open data）應用的大時代，而除了他以外，更有許多網友貢獻一己之力，開發琳瑯滿目的介面。就讓我們來看看有哪些實用簡潔的便民應用吧！

1. 藥局口罩採購地圖 by kiang

　　直觀、簡易查詢的口罩採購地圖。

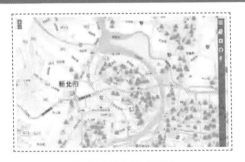

藥局口罩採購地圖 🔗

請點擊圖片或標題連結至網頁

by kiang

2. 口罩即時查 by wenyo

以文字方式，方便使用者輸入查詢的形式呈現。

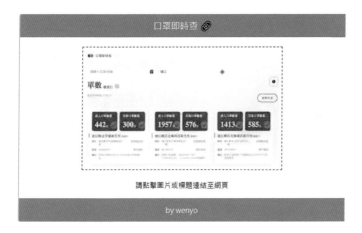

請點擊圖片或標題連結至網頁

3. 口罩熱度圖 by 陳柏宇

透過顏色漸層熱度圖，呈現各地口罩搶購熱潮。

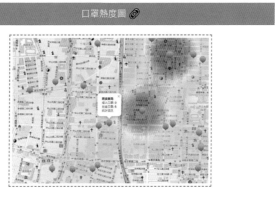

請點擊圖片或標題連結至網頁

（來源／ PDIS 開放政府口罩供需平台）

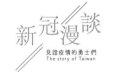

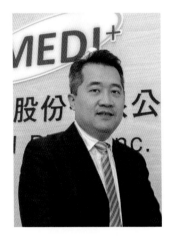

既 / 創新，也創心

智慧醫療的「無線」潛力

蔡昆熹　創心醫電股份有限公司　總經理

「咚咚！咚咚！」

　　距離患者數十呎之遙，我們卻能聽見無比清晰的心跳聲，這歸功於創心醫電的電子聽診器。此刻，這微小而有力的聲音，便是台灣智慧醫療技術向世界開鈸的一聲鑼響。

熱血急診醫師，轉行新創

　　身為醫師及創業家，蔡昆熹雖然面容疲倦，眼神卻散發著光彩，他為我們娓娓地解說電子聽診器各項功能與實際展演，其專注神情下，毫無疑問地有著醫界匠人般的執著以及專業素養；但除此之外，蔡醫師更特別的是其解說時，那股不斷想像產品能如何改變台灣醫療產業的天真爛漫。

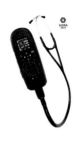

▲ 電子聽診器榮獲 2019 台灣精品（來源／創心醫電提供）

　　說到與智慧醫療器材的淵源，蔡昆熹表示，過往曾擔任急診室醫師讓他有「親歷戰場」之經驗，也使其無論在器材製造或使用上，皆能換位思考，設身處地為醫師及病人客製化產品。至於為何會想轉換跑道，離開萬人垂涎的醫界選擇自行創業，他說道：「我還在醫院的時候，一直都想導入創新的事物，雖然醫院內的人專業度很高，但常有各種原因導致沒有後續。最後，還是得有實際的動作，才有可能達成目標。創業才是能完成目標的真正選項。」

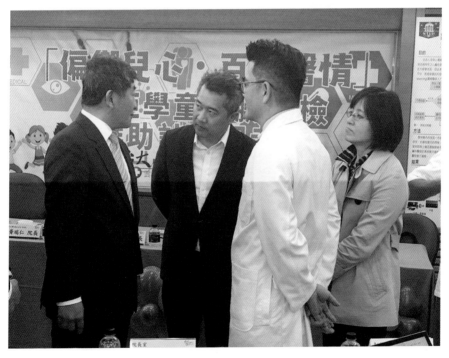

▲ 參與活動

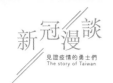

　　提及新創公司要如何在醫療界掀起一波革新，蔡昆熹
強調，除了讓「專業」及「溝通」互相對話之外，還要有
足夠的人力、技術等各項資本，並勇於付諸實現才行。「千
里之行始於足下」，因此他毅然決然地成立公司，將自身在
第一線所認知到的醫療需求及操刀經驗，轉化為公司目前主
打的功能，唯有做到理論實踐並行，才有可能成功。筆者心
想，正是單純性格的人，才能做出如此果斷之決定吧！

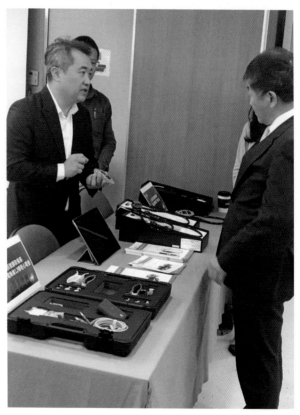

▲ 向衛福部長陳時中介紹智慧醫療產品

新創公司大不易，打落牙齒和血吞

2013 年，創心醫電正式成立，由蔡昆熹為首帶領數十人團隊，其中成員來自臨床醫師、電子元件專家與行銷領域，可謂是新創的明星隊。然而，據蔡醫師所述，智能聽診器這類遠距醫療資材的研發，雖在歐美相當風行且受政府／民間機關矚目，可說是全球產業中一片新興藍海，而台灣亦有許多優秀公司投入該領域。不過現階段談到醫療的創新，台灣焦點仍放在「治療」及「處置」，即藥物、一次性醫療用具等之研發，忽略了發展無線遠距醫材這類「診斷」與「預防」工具。

蔡昆熹表示：「過去大家可能都覺得面對面的診療，沒辦法完全用這些智慧醫材取代，這的確是事實……但經歷這次事件後，我相信有很多醫師、病患甚至公部門的長官都看到了如何透過這些醫材進行遠距診斷。」透過這跨出去的 1 米 5[1]，我們也明白未來如果有新的威脅，智慧醫材將會是醫療界不可或缺的夥伴。

「如果要用一句話來代表這幾年來所做的一切，我想『打落牙齒和血吞』這句話是再適合不過，這一路走來真的太困難了。」蔡昆熹苦笑道。或許，經歷過急診室和辦公室的他，早已分不清楚哪處更讓他心力交瘁了。

1　政府於「COVID-19（武漢肺炎）因應指引：社交距離注意事項」修訂內容中提及之社交安全距離。

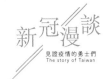
疫情隔離一小步，無線醫療一大步

　　針對新冠疫情對台灣造成的廣泛衝擊，除了民生、旅遊外，在醫療面向，無論是醫療政策、醫病關係乃至醫療器材，都不得不因此做出改變，蔡昆熹認為，此次疫情不但是智慧醫材的一大墊腳石，更是將「無線」醫療推廣到前線醫師手中的契機：

　　「既然新冠病毒這麼難篩檢出來，為什麼我們不試著用聽的呢？」蔡昆熹雀躍地表示。

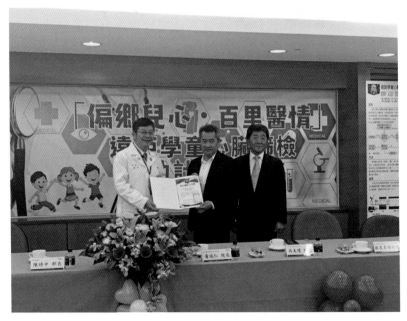

▲ 蔡昆熹受贈感謝狀

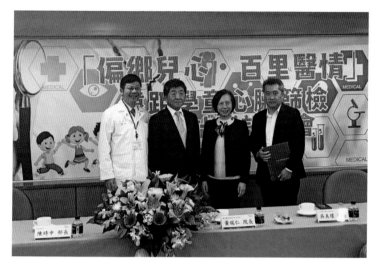

▲ 蔡昆熹積極參與公益活動

　　過往醫師使用傳統聽診器看診時，需與病患保持極近距離；如今礙於疫情，面對隔離病患勢必使診斷更加困難，若有同時多位醫護人員參與診療過程之需求，其曝露於病毒之風險甚大，想必經歷過 2003 年 SARS（嚴重急性呼吸道症候群）疫情中，和平醫院封院事件[2]的台灣人民，皆心有戚戚焉。故此，透過新型遠距智慧醫材，僅須透過兼具數位功能與 AI 技術的電子聽診器，及一名著全套隔離防護衣之操作者，即可得知病患生理訊號及其臟器的數據，即便肺部出現症狀，有感染新冠病毒之風險，接受隔離的患者，亦能獲得良好診療服務，杜風險於八百哩外。

2　發生於 2003 年 4-5 月，台北市和平醫院因 SARS 疫情與處置失當，於院內爆發交互感染，導致多人死亡之事件。

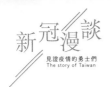

後疫情時代，讓台灣生出大平台

後疫情時代的台灣，如何重新整合醫療資源將成為重要課題。蔡昆熹認為，台灣現階段的新型醫療用品製造商，並非處於對立競爭之關係，而是屬於分進合擊模式，可藉此契機統整他廠的智慧血糖儀、穿戴式輔具等，合作打造出一個本土智慧醫療的「大平台」，也讓台灣的創新智慧醫療在國際間打響名號。而創心醫電也在 2018 年獲得美國FDA（美國食品藥品監督管理局）醫療器材之許可證，正式向世界開鈑，可說是為國人打了一場漂亮的前哨戰。伴隨著辦公室上與總統的合照以及榮獲 2019 年經濟部台灣精品獎的獎牌，我們樂觀地相信，他心中那幅屬於台灣智慧醫療界未來的美麗藍圖已持續茁壯，並漸成雛形。

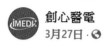

創心醫電
3月27日 · ⊕

創心電子聽診器DS101已被衛服部採用,做為傳染病病房的重要護理工具,因為它具有放大功能可搭配耳機與音箱使用,兩種使用方式都可通過防護衣(PPE)易於與患者隔離使用。對於感染嚴重的患者,是幾乎不可能使用傳統聽診器的,創心醫電提供已確定可行的解決方案。

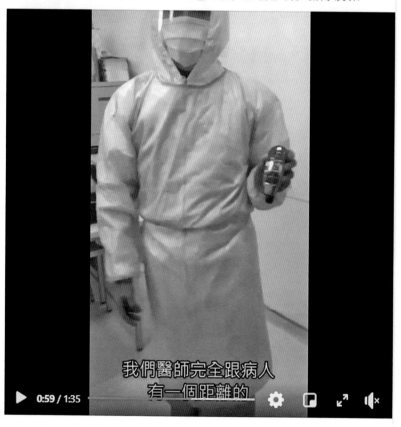

我們醫師完全跟病人
有一個距離的

▶ 0:59 / 1:35　　　⚙ 　　🡥 🔇

▲ 創心醫電遠距醫療用具使用解說影片(來源╱創心醫電臉書粉絲頁)

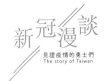
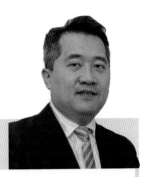

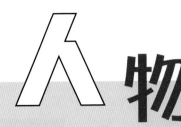

人物

小百科

蔡昆熹

現任

- 創心醫電股份有限公司 總經理

學歷

- 國立交通大學生物科技研究所博士
- 中國醫藥大學醫學系學士

經歷

- 中國醫藥大學北港附設醫院急診室主任
- 台灣－史丹福醫療器材產品設計之人才培訓計畫
  （STB）訪問學者

防疫
小 知 識

智慧醫院之構想與介紹

　　智慧醫院指使用各類智慧醫療產品之醫院，雖並未明確定義，但在醫療品質策進會的努力下，透過文獻查證與專家會議，制定包含數位化、自動化、互通性及人工智慧的「智慧醫院評量基準」（JCT-SHS）。

　　唯有在診療、手術與行政流程等各個層面上有著整體串聯，才稱得上是全方位的智慧醫院。（廖熏香、饒孝先、徐佩嘉、王拔群，2019）而像是台北慈濟，或是本書〈洗手國家隊，進軍全世界〉一文中所提到的員林基督教醫院，都是邁進智慧醫院的一份子。

資料引自：

廖熏香、饒孝先、徐佩嘉、王拔群（2019）。醫策會智慧醫院架構與評量。醫療品質雜誌第 13 卷第 2 期，20-23 頁。

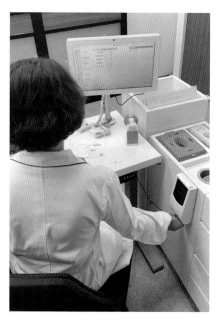

▲ 手部衛生管理系統運用於員林基督教醫院（來源／慧德科技）

洗 / 手國家隊

進軍全世界

慧德科技股份有限公司

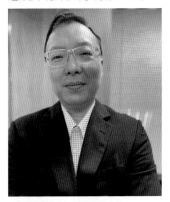

趙中理 董事長

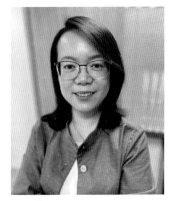

李慧鈴 總經理

　　近來，在街頭巷尾的電視裡、辦公桌的螢幕中，甚至早餐店的新聞台輪播下，我們無時無刻都能看見「口罩國家隊」事蹟的報導，以及衛生福利部陳時中「阿中」部長，於記者會公布現時疫情狀態，且呼籲大眾保持日常公共衛生之慣習。這種感覺，彷彿讓筆者重回 2007、2008 年，全台屏息以待「台灣之光」王建民每次登板投球時的關注。不過，當眾人目光聚焦在「戴口罩」之時，常常忽略了與其一同出現──相同重要的「勤洗手」宣導。幸好，台灣仍有一群人注意到手部清潔之重要性。他們是慧德科技，正為了打造「洗手國家隊」而持續努力著。

不是醫生，也 24 小時待命

　　當筆者抵達採訪地點時，已是夜闌人靜，卻見到有兩個忙碌背影仍不停歇地處理著公事，他們是醫療科技的專家，慧德科技董事長趙中理；以及總經理李慧鈴，對他們而言，這般程度的忙碌已是家常便飯。

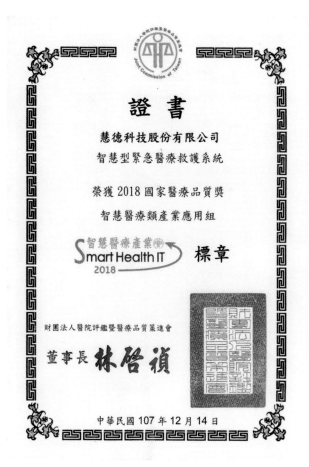

▲ 醫策會第 19 屆國家醫療品質獎證書（2018）（來源／慧德科技）

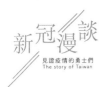

　　「雖然不是醫生，但醫院都在用我們的東西啊！所以
24 小時都要保持 Stand by（待命）的狀態。」李慧鈴如是
道。

▶ 慧德智能洗手感機

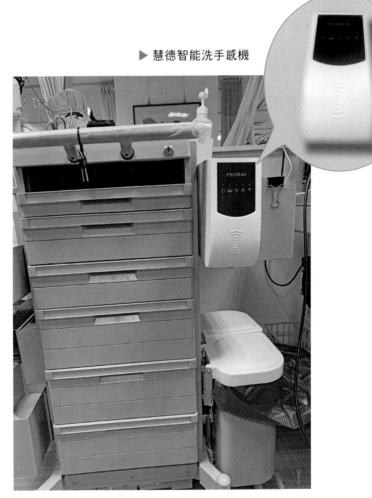

▲ 智能手部感測機（簡稱手感機）安裝於護理推車

在這波新冠肺炎疫情侵襲下，以急重症領域相關，以及臨床呼吸照護為發展主軸的慧德科技，相當受到醫院倚重。透過其醫療儀器上獨特設計的傳感器，讓醫護人員得以短時間內掌握患者上千條生理資訊，無論是 ICU（加護病房）一般病房，或是救護車上，都可以讓醫院內遠端的醫護人員即時收取病患的生理數據及儀器數據，了解病情變化，增加病人安全。因見證全球新冠疫情如此嚴峻，趙中理也覺察到「預防勝於治療」的道理，因此開啓了一條「洗手國家隊」之路。

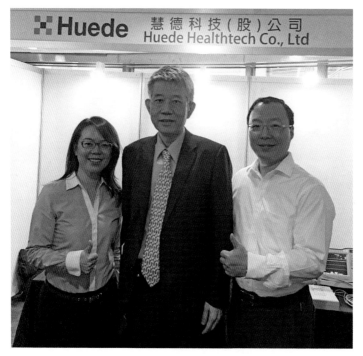

▲ 慧德科技於醫策會 20 周年展與醫策會執行長王拔群合照

只有戴口罩，忘了勤洗手

「電視新聞都在強調：『勤洗手、戴口罩』，所以我們誕生了口罩國家隊；那為何沒有洗手國家隊呢？」趙中理道。

本次疫情中，口罩國家隊之於防疫，猶如綠洲現於荒漠般，為台灣人民撐起一支及時的保護傘，然而勤洗手這件事，除了口號外，鮮少見於世人目光，或許是由於乾洗手、殺菌液等手部清潔用品較口罩易於取得，亦可能是洗手已是國人生活中的日常慣習。不過，趙中理強調，越是習以為常的事情，越容易為人所忽略。

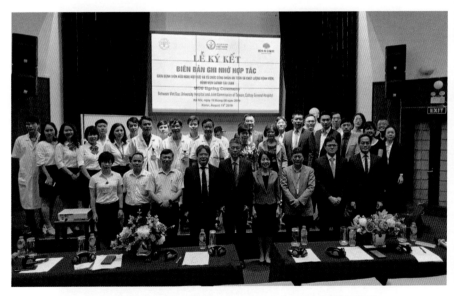

▲ 慧德科技參與越南越德醫院經驗分享（中為越德醫院院長、醫策會執行長）

「出入在醫院，往往較一般公共場所更具有風險，因此僅透過日常防護措施，不足以保障院內醫護人員或一般民眾安全。」李慧鈴為我們補充道。

因此，他們認為公共場所與醫院對於洗手的要求標準必須建立區隔，並以世界衛生組織公布之「洗手五時機」[1]為例，說明政府對洗手的重視。然而，制定標準與實行間可能的落差，是慧德科技所關注的重點。「醫院常常會使用紙本稽核單，來視察、確認醫護人員是否遵從洗手規範，但許多事情來得緊急時，辛苦的他們有辦法、來得及去打勾勾嗎？」趙中理如此擔憂著。

1　世界衛生組織（WHO）提出之洗手五時機：「接觸病人之前」、「執行清潔／無菌操作技術前」、「暴露病人體液風險後」、「接觸病人後」以及「接觸病人周遭環境後」。

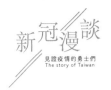

打造智慧醫院，讓洗手不只是洗手

之所以強調洗手的重要，趙中理以日韓案例為我們解釋：「（2020 年）6 月開始，日本、韓國原本冷卻下來的疫情，發現捲土重來的跡象，原因很可能來自於院內傳播，但沒有人能知道誰接觸過誰、怎麼傳播，由誰帶來的。」若沒有建立起完善手部清潔的流程，病毒很可能在不經意狀況下四處沾染、傳散，而日、韓由於感染基數大且未能控制院內感染的風險，致使第二波疫情爆發。

為了使台灣免於下次疫情波及，除了政府對外入境限制外，國內風險最大場所——醫院能否有所控管，也是趙中理堅持打造洗手國家隊之原因。「我常常會想，有沒有一種東西，可以像平常打卡上下班一樣，讓院裡的人自然地洗手，且留下紀錄？」趙中理興奮道。於是，慧德科技的「智能手感機」便應運而生。

智能手感機顧名思義，便是以感測方式，辨識使用酒精消毒液的使用者。慧德科技結合感應辨識系統，將院內人員識別證納入資料庫，當符合洗手時機進行動作時，系統將會連同人員資料一併記錄。目前該套系統已應用於員林基督教醫院[2]等部分院所的抽驗血區域，之所以選擇抽驗血區域，且一旦抽驗血結果出現異常，系統亦得連結至當時受驗者所領取的號碼牌，確認身分後，可進一步追蹤調查當時狀況，以釐清接觸之人、事、物。

2　員林基督教醫院於 2018 年成為台灣首家榮獲新制智慧醫院全機構標章認證的地區醫院，於 2019 年 3 月引入智能手感機。

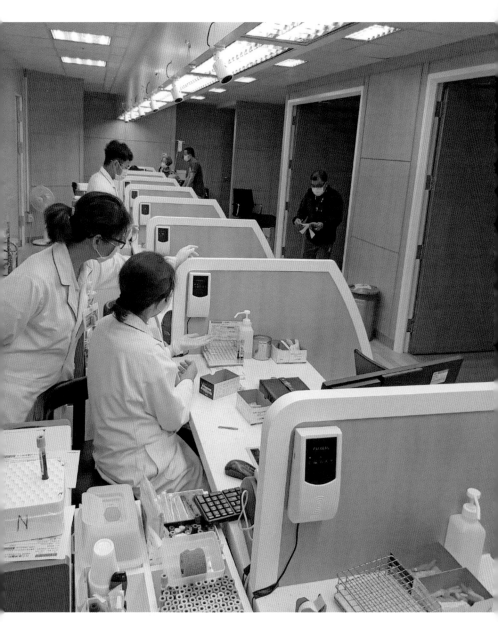

▲ 新店慈濟醫院智能手感機於抽血檢驗櫃台

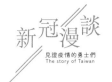

「智慧醫院其實就是透過科技、創新與醫療結合,較過往醫療程序上更貼近數位、資料庫的使用,而我們的系統確實符合以上概念。」李慧鈴說道。

精準醫療,進軍世界

從遠距照護、急重症照護,如今再加上洗手感控,看似十萬八千里的變遷,卻始終不離「精準醫療」之概念。趙中理強調透過「感應偵測-無線傳輸-大數據收集及應用」的串聯方式,讓醫療資源能夠被「智慧」地使用,在救急如救火般的急重症醫療上,可謂具備相當遠見。而這些創新發明,也讓慧德科技史無前例地連續三年獲得醫策會醫療品質獎,然而,趙中理與李慧鈴並不打算止步於此,現階段,智能手感機僅是起點,若能夠更強化其功能,例如:凸顯、提示或制定洗手時機的標準規範;或將感測裝置覆蓋率擴大至全院區甚至一般商業用途,以及測量手部清潔程度等,將會使其產品更上層樓,進軍世界各國的醫療體系,為台灣爭光。

每當話題談到未來偉大藍圖時,趙中理總能滔滔不絕闡述著對台灣的期待,這時,李慧鈴便會在一旁為我們釐清脈絡,同時提出佐證資料與己身觀察,也正是他們互補的性格,以及具備理想、梳理與實踐的共構,才讓洗手國家隊的想法成真。

　　不遠的未來，也許新冠病毒的特效藥已研製完成，快篩試劑、隔離檢疫等發明，也會隨著解藥而漸漸淡出世人眼界，但呼吸道疾病作為人類自古天敵，終會層出不窮地打擊這個社會，因此，須透過建立公共衛生之良好文化，像是──「勤洗手、戴口罩」等，雖為老生常談，但確實有用之概念，才是長遠之計。那時，也期待台灣引以為傲的口罩與洗手國家隊，再次站出來，成為守護台灣，甚至世界人民的健康的防疫勇士。

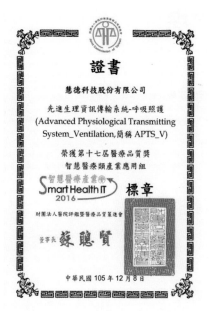

▲ 醫策會第 17 屆醫療品質獎智慧醫療類產業應用組標章獎狀（來源／慧德科技）

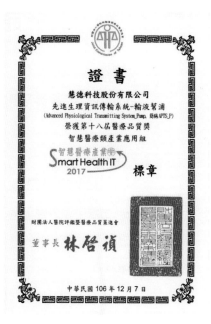

▲ 醫策會第 18 屆醫療品質獎證書（來源／慧德科技）

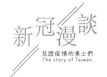

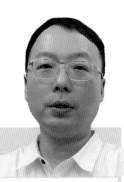

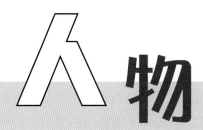

小百科

趙中理

現任
- 慧德科技股份有限公司董事長

學歷
- 台灣中原大學工業工程學士
- 台灣中原大學工業工程碩士

經歷
- 隼衛科技與慧德科技創辦人
- 慧德科技股份有限公司技術長
- 台灣中原大學工業系系友會常務理事

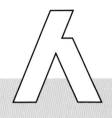

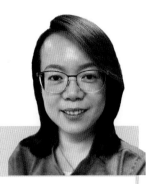

李慧鈴

現任

* 慧德科技股份有限公司總經理

學歷

* 台灣國立政治大學經濟系
* 美國維吉尼亞理工學院暨州立大學企管碩士

經歷

* 15年以上全球百大企業之行銷業務高階主管
* 國際扶輪社3481地區台北禧愛扶輪社創始社員、
  2018-19 擔任副社長

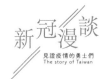

慧德科技 簡介

　　慧德科技成立於 2013 年，主要服務項目有臨床呼吸照護系統、智慧型輸液幫浦系統以及智慧型緊急醫療救護系統 （iEMS） 等。結合醫療照護人員、病人、醫療儀器數據，以醫療物聯網的架構，提供臨床資訊系統之完整解決方案。因 COVID-19，更進一步發展出可更廣泛應用的手部衛生管理系統。為唯一連續三年獲得財團法人醫院評鑑暨醫療品質策進會（Joint Commission of Taiwan）國家醫療品質獎之優良企業。

防疫
小 知 識

新型智慧醫材介紹

　　「工欲善其事，必先利其器」這句千古名言，不只在工匠界，在醫界也同樣適用。本書訪談對象中，就有兩位致力於研發智慧醫療科技的先驅者 —— 創心醫電與慧德科技，以下讓我們看看他們兩間企業的創新產品吧！

1. 無線心電圖監護儀

　　透過藍牙傳輸將心電圖傳輸到 iOS 系統的行動裝置，再以心電圖觀察心臟功能的變化，供醫護人員評估及使用，把握 90 分鐘心肌救援時間。

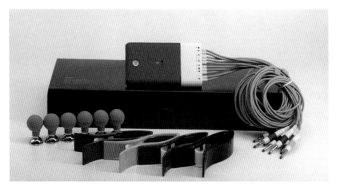

▲ 無線心電圖監護儀產品（來源／創心醫電）

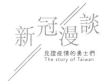
2. 電子聽診器

　　配備錄音室等級的麥克風，捕捉最自然、最真實的內在聲音。視覺化心音圖，心雜音無所遁形，重新定義聽診的藝術。

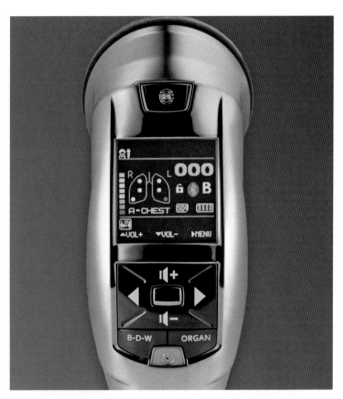

▲ 電子聽診器強調智慧與多合一功能（來源／創心醫電）

3. 手部衛生管控系統

　　以感應方式，辨識使用酒精消毒液的使用者。慧德科技結合感應辨識系統，將院內人員識別證納入資料庫，當符合洗手時機進行動作時，系統將會連同人員資料一併記錄，打造洗手國家隊。

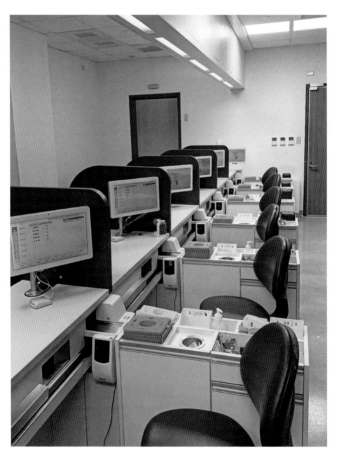

▲ 員林基督教醫院手部衛生管控系統（來源／慧德科技）

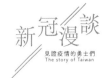

4. 智慧型輸液幫浦系統

整合醫療設備,自動截取生理數值,進而提供臨床醫護人員、醫院所需之照護管理系統,解決醫護人力不足過勞,提高照護品質。

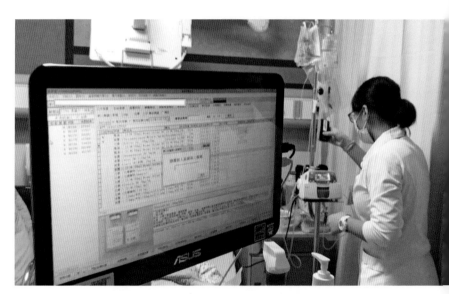

▲ 彰化基督教醫院輸液幫浦系統(來源/慧德科技)

NOTE

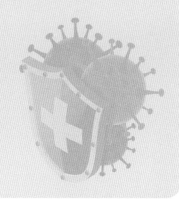

NOTE

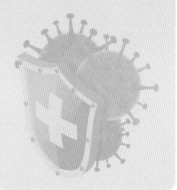

NOTE

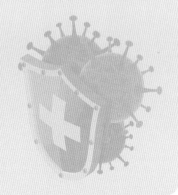

NOTE

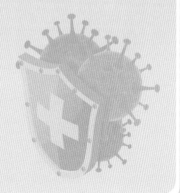

NOTE

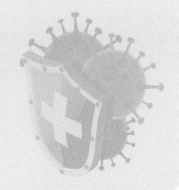

國家圖書館出版品預行編目資料

新冠漫談 : 見證疫情的勇士們 / 田輝
皇, 牛志瑋著. -- 初版. -- 臺北市 :
五南, 2020.12　面 ; 公分
ISBN 978-986-522-317-5(平裝)
1.傳染性疾病防制 2.訪談 3.臺灣
412.471　　　　　109015531

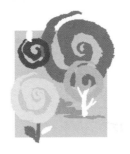

4N03

新冠漫談：見證疫情的勇士們

發行單位 ― 飛皇管理顧問有限公司

作　　者 ― 田輝皇、牛志瑋

總 編 輯 ― 田輝皇

編　　纂 ― 田輝皇、牛志瑋、吳紋瑱

校　　對 ― 田輝皇、牛志瑋、吳紋瑱、黃炳文

美術編輯 ― 吳紋瑱

照片整理 ― 吳紋瑱

照片提供 ― 黃炳文、莊人祥、馬惠明、蔡維謀、
　　　　　黃博雄、陳世中、曾毓淇、吳展瑋、
　　　　　蔡昆熹、趙中理、李慧玲

出 版 者 ― 五南圖書出版股份有限公司
地　　址：106台北市大安區和平東路二段339號4樓
電　　話：(02)2705-5066　傳　真：(02)2706-6100
網　　址：https://www.wunan.com.tw
電子郵件：wunan@wunan.com.tw
劃撥帳號：01068953
戶　　名：五南圖書出版股份有限公司
法律顧問　林勝安律師事務所　林勝安律師
出版日期　2020年12月初版一刷
定　　價　新臺幣320元

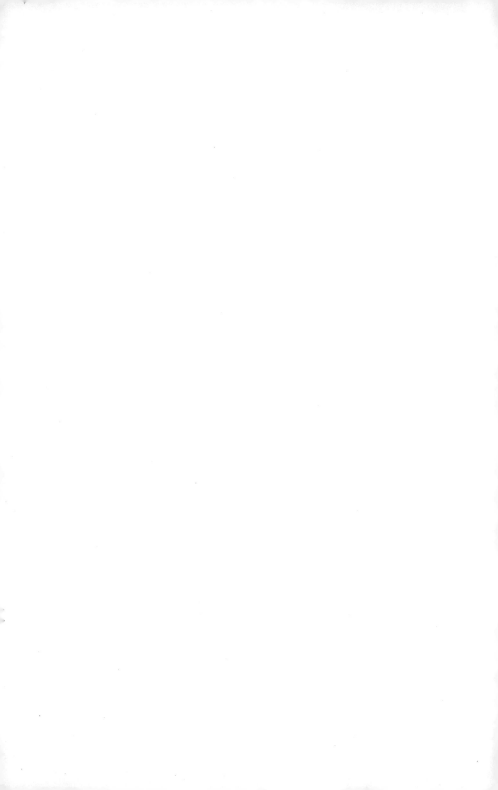